DAS LIEBES-LEBEN DER PINGUINE

BERNHARD HECKLER

ROMAN

TROPEN

MIX
Papier aus verantwortungsvollen Quellen
FSC® C083411

Tropen
www.tropen.de

Cover: Zero-Media.net, München
unter Verwendung von © gettyimages/GlobalP
(Pinguin rechts), © gettyimages/Dorling Kindersley
(Pinguine Mitte und links)
Gesetzt von C.H.Beck.Media.Solutions, Nördlingen
Gedruckt und gebunden von CPI – Clausen & Bosse, Leck
ISBN 978-3-608-50482-8
E-Book: ISBN 978-3-608-12091-2

Für meine Großeltern

»How come you never show it?
All this love you speak of
All I want is to love and be loved.«

Nicki Minaj – *The Crying Game*

Ihr Atem ging schnell. Sie spürten das feuchte und kühle Gras unter ihren nackten Füßen. Die Straße war weit weg, unten im Tal. Nach einer halben Stunde Rennen hatten sie die Lichtung erreicht. Dort standen sie nun, schnaufend, nackt. Sie waren Könige.

»Ich hab Bock, mir einen runterzuholen«, sagte Sascha.

»Mach halt«, sagte Niko.

Sascha stellte sich ein paar Meter weiter mitten auf die Wiese und legte los.

Nikos Blick glitt über Saschas Körper im Mondlicht, den kräftigen, sehnigen Rücken, die wuscheligen, kastanienbraunen Haare und den schneeweißen Arsch. Niko legte sich hin, streckte sich im vom Raureif nassen Gras aus und schaute hoch zu den Sternen. Irgendwas krabbelte über seinen Arm, ein Insekt. Sein Atem stieg in einer kleinen Dampfwolke über ihm auf. Firmament, das ist ein schönes Wort, dachte er. Himmelszelt. Er atmete tief ein, er wollte, dass der ganze Wald in seine Lunge strömte, das Moos, die Nadelbäume, die Kräuter.

Sascha war offenbar fertig. Er drehte sich um, kam auf ihn zu und legte sich neben ihn. Niko schaute ihn an, gar nicht verstohlen, sah zu, wie Saschas Brustkorb sich langsam hob und wieder senkte.

»Das ist die Freiheit, Mann«, sagte Sascha.
»Ja, Mann«, sagte Niko.
»Du bist mein bester Freund«, sagte Sascha.

1

Als Crèche bezeichnet man in der Zoologie eine Ansammlung von Jungtieren, die von unterschiedlichen Elterntieren abstammen. Der Begriff kommt aus dem Französischen und bezeichnet dort Hort oder Krippe. Die in einer Crèche versammelten Jungtiere entfliehen der Begleitung ihrer Eltern. Sie orientieren sich aneinander und versammeln sich an geschützten Orten. Pinguine zählen zu den Vogelarten, bei denen Crèching-Verhalten besonders häufig vorkommt.

2001

NIKO

Sascha wohnte am hässlicheren Ende der U-Bahn-Linie. Seine Eltern waren geschieden. Er nannte seine Mutter »Mama« und seinen Vater »Hans«. Hans hatte sein Recht verwirkt, »Papa« genannt zu werden.

Nikos Eltern waren noch zusammen. Wenn Sascha bei ihm war, dann gingen sie meistens zum Bolzplatz und machten danach Hanteltraining und schauten sich dabei oberkörperfrei in Nikos Zimmerfenster an. Meistens aßen sie noch mit seinen Eltern, bevor Nikos Mutter Sascha mit dem Auto zur U-Bahn fuhr.

Wenn Niko bei Sascha war, machten sie Klimmzüge im Innenhof oder hingen bei der Tischtennisplatte rum und rauchten Black-Devil-Kippen. Am Hauptbahnhof gab es einen Tabakladen, der ihnen ohne Ausweis Zigaretten verkaufte. Black Devil hatte einen Sensenmann auf einem Motorrad als Logo. Die Zigaretten waren schwarz und schmeckten nach Vanille, absolut widerlich, aber bevor Niko das zugeben würde, hustete er sich eher die Lunge raus.

Sascha nahm einen tiefen Zug. Dann Niko.

Sascha sagte: »Ich war gestern bei Hans und seiner neuen Freundin. Ich durfte ihre Tangas aufhängen.«

»Geil, was hat sie für welche?«, fragte Niko.

»Nur schwarze«, sagte Sascha.

»Scharf«, sagte Niko.

Niko hatte noch nie Sex gehabt. Sascha schon, zumindest Petting. Nura hatte ihm einen runtergeholt, und er hatte sie gefingert, aber dann hatten sie aufgehört, als es gerade am besten war, weil sie irgendwie Schiss bekamen.

Solche Sachen sagte er einfach so. Dass er Schiss bekam oder sich bei irgendwas unsicher war. Hätte Niko nie zugegeben. Sascha hatte eine Ernsthaftigkeit an sich, die Mädchen anzuziehen schien. Nura war siebzehn, also zwei Jahre älter als er. Ihr Vater kam aus Ghana, aber sie kannte ihn nicht. Sie wohnte bei ihrer Mutter. Niko hatte noch nie so ein aufregendes Gesicht gesehen. Darin schoben sich die Kontinente ineinander. Eurasien um die Augen herum und Afrika um den Mund. Nura hatte ein Erdbebengesicht. Als Niko sie zum ersten Mal sah, trug sie ihre Haare im Afro-Look. Das sah unglaublich aufregend aus. Doch schon beim zweiten Mal waren ihre Haare mit dem Glätteisen zusammengefaltet wie für ein Bravo-Poster, und dabei war sie geblieben.

In der Nacht, bevor Sascha mit dem Austauschprogramm seiner Schule über den Sommer nach Neapel gehen würde, saßen sie zu dritt im Park. Nura, Sascha und Niko. Saschas Koffer stand neben der Bank. Es war vier Uhr nachts. Außer ihnen war keine Menschenseele da. Es war neblig. Nura saß auf Saschas Schoß.

»Hey Jungs, ich hab was dabei.«

Sie zog ein kleines Plastiktütchen aus der Tasche ihres Kapuzenpullovers.

»Hat mein Nachbar auf dem Gang verloren.«

Sie hatte auch Drehzeug dabei. Aber niemand wusste, wie man dreht. Nach ungefähr fünfzehn Versuchen hatte Nura den Filter irgendwie hinten im Paper eingerollt und oben das Gras reingestopft. Tabak hatten sie keinen.

Sascha schaute Niko an. »Hast du schon mal gekifft?«

»Klar«, sagte Niko.

Klar. Hattest du schon mal Sex? Klar. Mit Kondom? Klar. Hattest du keinen Schiss, was falsch zu machen? Natürlich nicht. Ging es schnell? Nein, mega lang. Fand sie es geil? Klar.

Niko hatte den Moment verpasst, ehrlich zu sein. All die Geschichten, von denen Sascha dachte, sie hätten Niko geprägt, waren erfunden. Niko war nicht mehr als seine eigene Erfindung. Der erfundene Freund. Der Typ, der schon mit dreizehn keine Jungfrau mehr gewesen war.

Er war zu groß und zu dünn. Wenn er sich zufällig in einem Schaufenster sah, schämte er sich für seine schlechte Haltung. Die feinen Haare stellte er mit Gel in alle Richtungen auf. Er hatte eine feste Zahnspange. Immer, wenn er lachen musste, hielt er sich die Hand vor den Mund.

Als der Joint ihn erreichte, stellte Niko sich darauf ein, dass es noch schlimmer würde als mit den Black-Devils. Aber es war überhaupt nicht schlimm. Weil kein Tabak drin war, kratzte es überhaupt nicht. Nikos Körpertemperatur stieg auf fünfzig Grad. Sein Gesicht wurde heiß und begann zu kribbeln. Dann wurde er zweihundert Kilo schwer. Gleich würde es ihn durch die kleinen Löcher in der Bank drücken wie durch ein Nudelsieb. Er konzentrierte sich, damit das nicht passierte.

Sascha schaute ganz ruhig über die Wiese. Er sah friedlich aus, wie meistens. Sein Gesicht hatte etwas Weibliches, er hatte einen fein geschwungenen Mund und lange Wimpern. Und eine ziemlich markante, um nicht zu sagen sehr große Nase. Nura saß immer noch auf seinem Schoß und zog an dem Joint. Der Rauch verließ in einer dicken Wolke ihre Lunge. Ihre vollen Lippen glänzten leicht. In ihrem Mundwinkel hing ein kleiner Graskrümel. Dann drehte sie sich um und küsste Sascha. Ihre Lippen legten sich aufeinander, umeinander.

Niko merkte, dass er einen Ständer kriegte, und er merkte auch, dass er gar nicht wusste, wen von den beiden er schöner fand. Dann merkte er, dass er die beiden anstarrte, aber er konnte nichts dagegen tun, und sie merkten es eh nicht. Sein Ständer pulsierte, und er fragte sich, wie sich Nuras Lippen anfühlten. Und wie sich Saschas Lippen anfühlten. Er begann, seine eigenen dünnen Lippen vorsichtig an seinen Handrücken zu drücken. Den Mund leicht offen, mit etwas Spucke. Ganz vorsichtig berührte er mit seiner Zungenspitze die Haut seiner Hand. Er spürte die kleinen Härchen und die leichte Gänsehaut auf seinem Handrücken.

»Alter, alles okay?«

»Was?«

»Wieso machst du mit deiner Hand rum?«

Sascha und Nura fingen an zu lachen, kriegten sich gar nicht mehr ein.

»Mich hat da ne Mücke gestochen, Mann. Das juckt ohne Ende.«

»Na klar«, sagte Sascha. »Vielleicht nimmst du die Süße

heute noch mit nach Hause, hm?« Er machte eine Runterholbewegung.

»Halt die Fresse.«

Dann war es Morgen, und sie standen hundemüde am Bahnsteig. Sascha hatte seinen Koffer schon in den Zug gehievt. Er gab Nura einen langen Kuss. Beide hatten Tränen in den Augen.

»Machs gut, ja? Ich schreib dir, wenn ich da bin.«

Niko gab er eine liebevolle Backpfeife und einen Kuss auf die Stirn. »Und du, pass auf sie auf, ja? Macht euch einen schönen Sommer, wir sehen uns im Herbst. *A presto, amici.*« Dann verließ der Zug den Bahnhof, Nura weinte, Niko nahm sie halb entschlossen in den Arm und dann gingen sie nach Hause, jeder für sich.

SMS von Sascha, 17.07., 21.12 Uhr
Na, alles gut? Hier ist es Hammer, die Mädels sind meravigliose, alle trinken Rotwein, finds schwer, viel davon zu saufen, gewöhne mich aber langsam dran. Wie läufts bei dir?

SMS von Sascha, 29.07., 02.33 Uhr
Hey, ich hab heute den ganzen Tag nichts von Nura gehört. Mach mir bisschen Sorgen. Kannst du sie vielleicht anrufen?

SMS von Sascha, 30.07., 11.46 Uhr
Sie wohnt beim Feringapark, sauhässliches Hochhaus, nicht zu übersehen. Ganz oben, steht kein Name auf der Klingel. Kannst du vielleicht vorbeischauen?

In dieser Gegend war Niko noch nie gewesen. Die Häuser sahen alle ein bisschen trostlos aus. Hier und da blätterte Farbe ab, und in jedem Haus schienen wahnsinnig viele Leute zu wohnen. Dicht an dicht drängten sich kleine Balkone aus Beton. Er musste gar nicht nach der unbeschriebenen Klingel suchen, weil Nura vor dem Haus auf einer Schaukel saß. Sie sah verheult aus.

»Alles okay bei dir? Sascha erreicht dich nicht.«

»Ich hab kein Geld mehr auf meiner SIM-Karte.«

»Willst du was essen gehen?«

»Ich hab auch kein Geld mehr im Geldbeutel.«

»Meine Eltern sind in Urlaub gefahren und haben mir was dagelassen. Ich hab genug. Geht auf mich.«

»Niko?«

»Ja?«

»Meine Mama hat mich rausgeschmissen. Ich weiß nicht, was ich machen soll.«

»Du kannst zu mir, wenn du willst. Meine Eltern kommen erst in sechs Wochen wieder.«

Jetzt wohnte Niko also mit einem Mädchen zusammen. So schnell ging das. Zuerst gingen sie in den Supermarkt. Ein Kilo Erdbeerjoghurt, Tiefkühlpizza, Tomaten und Mozzarella, zwei Kartons Eistee und auf dem Weg noch Sandwiches bei Subway, die sie daheim als Vorrat in den Kühlschrank legten. Sie kochten und aßen zusammen, rechneten, wie viel Geld sie pro Einkauf ausgeben könnten, hingen im Garten rum und schauten Fernsehen. Wie ein altes Ehepaar.

Am Freitagabend in der zweiten Ferienwoche war eine

Party bei einem Nachbarn. Als sie sich schminkte, ließ Nura die Badezimmertür halb offen. Langsam fuhr sie mit einem roten Lippenstift die Konturen ihres Mundes nach und riss dabei weit die Augen auf. Unter ihrem schwarzen Top zeichnete sich der Spitzenstoff ihres BHs ab.

Die Musik hörte man schon von Weitem. Das verheißungsvolle Wummern vom anderen Ende der Reihenhaussiedlung. Der Gastgeber hatte im Wohnzimmer ein DJ-Pult aufgebaut mit riesigen Boxentürmen. Es war unglaublich voll. Nura und Niko tranken Wodka-Brause. Niko wollte sich beeilen, besoffen zu werden. Wenn er besoffen war, wurden seine Handflächen trocken, die sonst immer schwitzten, weil er zu viel über irgendeinen Scheiß nachdachte.

Zwei Stunden oder fünf Stunden später stand Niko auf der Tanzfläche. Er merkte, dass er nicht mehr richtig stehen konnte und versuchte, sein Wanken wie Absicht aussehen zu lassen.

Nura hatte er schon länger nicht gesehen. Plötzlich stand sie vor ihm auf der dunklen Tanzfläche. Sie trug eins seiner T-Shirts. Wieso das denn, vorher hatte sie doch noch ihr schwarzes Top an. War sie es überhaupt? Ja, war sie, Mann, hatte die einen tollen Mund.

Niko trug eine Goldkette an dem Abend, so eine Rapperkette, und machte Scheiß damit, drehte sie rum und tat so, als würde er sich dran aufhängen. Nura lachte. Sie nahm ihn an seinen trockenen Händen und sie tanzten übertrieben, machten Verrenkungen, wirbelten sich rum, lachten beide, und dann stand sie plötzlich ganz nah vor ihm. Niko nahm das Ende seiner Rapperkette und streifte es ihr um den Kopf. Jetzt waren sie verbunden. Die Tanzfläche verschwand. Er spürte Nuras Brust an seiner Brust und jede Bewegung ihres Halses an seinem Hals. Wie die Kette sich spannte, wenn sie sich ein kleines Stück nach hinten bewegte, und wie sie sich lockerte und leicht auf seinem Nacken lag, als sie ihm näher kam. Und wie sie zu schweben schien, als ihre schönen, schönen Lippen seine berührten.

In dieser Nacht schlief Nura in seinem Bett und Niko am Boden auf dem Teppich. Er träumte von ihren Lippen. Davon, wie Nura Sascha auf der Parkbank küsste. Davon, wie seine Lippen seinen Handrücken berührten, und er sich vorstellte, dass er Nura war, die von Sascha geküsst wurde. Davon, wie Saschas Brust sich neben ihm hob und senkte. Wie sein nackter Rücken nass war vom Raureif der Wiese, und er sich über ihn beugte. Saschas Brust an seiner Brust. Saschas Hand, die seinen Schwanz umschloss. Seine langen Wimpern und sein fein geschwungener Mund. Als Niko aufwachte, waren Unterhose und Bauch feucht und klebrig. Er war so beschissen verwirrt wie noch nie in seinem Leben.

SMS von Sascha, 15.08., 13.20 Uhr
Hey, alles gut bei euch? Schreibst du mir jetzt auch nicht mehr? Habt ihr noch Subway-Sandwiches? Hier alles super. Bin ganz im Süden gerade, Reggio Calabria, kann Sizilien sehen.

SMS von Sascha, 15.08., 15.02 Uhr
Klar hab ich Zeit zu telefonieren, ist was Wichtiges?

SMS von Sascha, 16.08., 03.54 Uhr
Du dummes Arschloch.

Nura konnte sich nicht an den Kuss erinnern. Sagte sie. Niko konnte das einfach nicht glauben. Klar, sie waren beide total besoffen gewesen, aber wie konnte sie sich daran nicht erinnern? Auf dem Nachhauseweg hatten sie normal geredet und sich sogar noch mal geküsst.

Nura wollte nicht weiter darüber reden. Sie holte den letzten Joghurtbecher aus dem Kühlschrank. »Wollen wir noch mal einkaufen?«, fragte sie.

»Ich hab es Sascha erzählt«, sagte Niko. »Tut mir leid.«

Ihr Gesicht verdunkelte sich wie die Sonne, wenn sie von einem Moment auf den anderen hinter einer Gewitterwolke verschwindet.

In ihren Augen blitzte Wut. Niko hatte sie noch nie so gesehen. Nura ließ den Becher auf den Teppich fallen, fing an zu weinen und lief raus aus der Küche nach oben, in Nikos Zimmer. Als sie wieder runterkam, sprach sie kein Wort mehr. Er dachte, sie würde jetzt gehen. Aber sie blieb. Wortlos schrieb sie einen Einkaufszettel, nahm den geklauten Edeka-Korb und ging Richtung Supermarkt. Niko lief ihr hinterher.

Sie wohnte noch vier Wochen bei ihm. Ihre körperliche Nähe war ihm unerträglich. Wenn er ihre Schritte hörte, ihren Geruch wahrnahm, leicht versengt, eine Mischung aus Shampoo und Lagerfeuerrauch, verkrampfte sich sein Bauch. Er wollte, dass sie ging, wollte sie darum bitten, aber die Worte schafften es nicht aus seinem Mund. Und irgendwie wollte er auch, dass sie blieb.

Er hörte mit, wie Sascha mit ihr Schluss machte. Sie hatte sich zum Telefonieren zwei Stunden lang im Bad eingesperrt und war danach noch zwei Stunden nicht wieder rausgekommen, bis Niko sich wirklich Sorgen gemacht und so lange gegen die Tür gehämmert hatte, bis sie endlich rausgekommen war.

Besonders schrecklich war, dass er in ihrer Gegenwart dauernd eine schmerzhafte Erektion hatte. Im Bad holte er sich einen runter und dachte dabei an nichts. Er wollte nur, dass dieser sinnlose Ständer wegging. Als er ihr sagte, dass er sie liebe, sagte sie nichts. Niko wusste überhaupt nicht, ob das stimmte, also ob er sie liebte. Er wusste eigentlich gar nichts mehr. Als sie ging, sagte sie ihm Tschüss wie jemandem, den man gerade zufällig getroffen hat. Hey, na, wie läufts denn so, ach ja, schön, ich muss jetzt leider weiter, also bis bald mal. Es war verstörend.

Kurz bevor Sascha zurückkam, fuhr er noch mal zu ihrer Wohnung. Aber in dem sauhässlichen Hochhaus mit den vielen Balkonen beim Feringapark war jede Klingel beschrieben, kein Name fehlte, und Niko wusste nicht, wo er klingeln sollte. Er wusste nicht mal, wie Nura mit Nachnamen hieß. Sascha war selbst auch nur zwei- oder dreimal bei ihr gewesen, aber da hatte sie auch immer draußen auf ihn gewartet. In ihrer Wohnung waren sie nie gewesen. Niko wartete zwei Stunden darauf, dass sie vielleicht rauskommen würde, dann ging er nach Hause.

Am Tag von Saschas Rückkehr stand Niko am Bahnsteig. Der Zug aus Neapel würde in drei Minuten kommen. Sascha wusste nicht, dass Niko da war. Er wollte ihn nicht sehen, und zwar nie wieder, daran hatte er bei ihrem letzten Telefonat keinen Zweifel gelassen.

Auf Gleis 12 war die Neonröhre kaputt. Sie flackerte und fiel immer wieder für Sekunden aus. Das flaue Gefühl in Nikos Bauch breitete sich mit jedem Herzschlag in seinem Körper aus, in die Brust und in die Arme, bis in die Fingerspitzen. Ihm war leicht übel, und er hatte seit Tagen nicht richtig geschlafen. Nachts hatte er im Bett gelegen, und der Lärm in seinem Kopf war nicht weggegangen. Er konnte nicht einschlafen, obwohl er unglaublich müde war. »Bitte, mach, dass es weggeht«, hatte er geflüstert, als draußen die Sonne aufging und er noch immer wach gelegen hatte.

Der Zug fuhr ein.

1973

FRANCO

Am 16. September schien die Sonne über Kalabrien, und Franco Cristofaro kam im Wohnzimmer eines kleinen Hauses in der Via Itria in der Küstenstadt Reggio Calabria am südlichsten Ende Italiens auf die Welt. Seine Mutter starb bei der Geburt. Franco überlebte nur knapp. Er lernte seinen Vater nie kennen. Sein Onkel nahm ihn zu sich, ein hagerer Mann mit kalten, wachen Augen. Weil er aussah wie der Diktator, nannten ihn alle Pinochet. Sein Blick brachte Leute zum Verstummen.

Glück war in Francos Leben von Anfang an nicht vorgesehen. Umso mehr verlor er sich im Augenblick. Auf dem Weg zur Schule kam Franco immer an einer Ameisenstraße vorbei. Er nahm sein Brot aus der Tasche, zupfte ein paar Brösel ab und gab sie den Ameisen. Er sah zu, wie sie in einer perfekten Choreografie die Krümel über die Straße zu ihrem Haufen transportierten. Er war fasziniert, vergaß die Zeit und kam immer zu spät. Wäre seine Mutter noch am Leben, hätte sie ihn vielleicht darin bestärkt, von Zeit zu Zeit seinen Gedanken nachzuhängen und Insekten zu beobachten. Oder sie hätte ihm wenigstens Entschuldigungszettel geschrieben.

Wenn Franco aus der Schule nach Hause kam, war die Wohnung immer leer. Pinochet ging seinen Geschäften nach. Eines Tages schloss Franco beim Nachhausekommen die Tür nicht richtig hinter sich. Als er am Küchentisch saß und eine Schüssel Cornflakes aß, sein typisches Mittagessen, hörte er ein Geräusch hinter sich. Eine graue Katze war durch den Türspalt gehuscht. Ihr Fell hatte exakt die Farbe der Hausfassade. Sie hatte blaue Augen. Franco näherte sich ihr vorsichtig. Erst wich sie zurück, aber dann ließ sie sich streicheln. Sie war dreckig und ungepflegt.

Franco setzte sie in die Badewanne. Als er den Duschstrahl auf sie richtete, das Shampoo schon in der Hand, fauchte sie, kratzte mit aller Kraft Francos Arm und flüchtete aus dem Badezimmer. Er fand sie eine halbe Stunde später vorwurfsvoll dreinblickend unter dem Küchentisch. Als Entschuldigung stellte Franco ihr seine Cornflakes-Schüssel hin. Sie akzeptierte die Wiedergutmachung, schleckte die Milch auf und blieb in der Wohnung.

Franco weinte und bettelte, als Pinochet die Katze am Abend vor die Tür setzen wollte. Schließlich setzte Franco sich durch. Pinochet legte ihm die Hand auf die Schulter und sagte: »Aber gewöhn dich nicht zu sehr an sie.« Franco taufte die Katze »Froot Loop«, nach seinen Cornflakes, erinnerte sich schon nach ein paar Minuten nicht mehr an das, was Pinochet gesagt hatte, und schlief jede Nacht mit Froot Loop in seinem Bett. Wenn er aus der Schule kam, war die Wohnung nicht mehr leer. Froot Loop wartete schon in der Küche, schnurrte und leistete ihm Gesellschaft, wenn er seine Cornflakes aß.

An einem Samstagabend schreckte Franco aus dem Halbschlaf hoch, als Pinochet plötzlich sein Zimmer betrat. Mit seinen kalten Augen sah er sich um, entdeckte, was er suchte, packte Froot Loop an der Nackenfalte, trug sie zum Klo und tauchte ihren Kopf in die Schüssel. Die Katze zappelte wie verrückt, und Franco schrie und weinte und schlug Pinochet mit aller Kraft auf den Rücken, ins Gesicht, aber er war noch ein Kind. Es war, als würde er gegen eine Hauswand trommeln. Der Todeskampf dauerte ewig. Als die Katze tot war, sank Franco auf den Boden und weinte nicht mehr. Er saß einfach nur da. Pinochet trug die Katze raus in den Hof und warf sie in den Müll. Franco stand in dieser Nacht mit der Küchenschere vor Pinochet, der auf der Couch eingeschlafen war. Bestimmt eine halbe Stunde stand er da, völlig regungslos, und traute sich nicht, zuzustechen.

Schließlich packte er ein paar Klamotten in einen Rucksack und lief hinaus. Als er auf der Straße stand, wusste er nicht, wohin. Er lief bis zur Schnellstraße Richtung Neapel. Die Sonne ging auf. Nach ein paar Kilometern brannten seine Beine vom vielen Gehen. Er setzte sich an den Straßenrand und streckte den Daumen raus, wie er es mal in einem Film gesehen hatte. Er hoffte, jemand würde ihn mitnehmen. Aber kein Auto hielt an. Schließlich war es neun Uhr, und Franco war hungrig. Er drehte um und ging Richtung Schule. Dort gab es immer Frühstück.

Als er vierzehn war, hörte Franco auf, in die Schule zu gehen. Pinochet hatte ihm gesagt, er würde jetzt als Arbeitskraft gebraucht. Also begann er mit kleinen Botengängen. Er machte seine Sache gut und wurde schon bald abgestellt, um Geld von Verkäufern an Marktständen einzusammeln. Wer nicht zahlte, musste den Platz räumen. Wer beim nächsten Mal wieder nicht zahlte, dem zertrümmerte Franco den Stand und, wenn nötig, den Kiefer. Er war ein kräftiger Junge. Mit fünfzehn schlug er zum ersten Mal zu. Mit sechzehn spritzte er sich zum ersten Mal Anabolika fünf Finger breit unter dem Hüftknochen in die linke Arschbacke. Mit siebzehn warteten fünf oder sechs Leute auf eine Gelegenheit, ihn fertigzumachen. Und er küsste zum ersten Mal Antonella, und einen Sommer lang war das Glück zum Greifen nah, sogar für ihn.

Franco hatte sie schon viele Male zuvor gesehen. Sie wohnte in einem benachbarten Viertel und arbeitete in der Bäckerei ihres Vaters. Franco bestellte dort fast jeden Morgen einen *café* und ein *cornetto*. Seine Runde – er sammelte Schutzgeld von diversen Bewohnern des Viertels ein – führte ihn vorbei.

Durch seine Runden und durch kleinere Drogengeschäfte hatte er genug Geld verdient, um sich T-Shirts von Roberto Cavalli zu kaufen, und er hielt sich ab und zu für den Größten, und zwar genau so lange, bis der Blick eines Mädchens wieder einen Trottel aus ihm machte.

Antonella war sagenhaft schön, und Franco schien ihr absolut egal zu sein. Sie lächelte ihn nicht an, sie redete nur das Nötigste und, noch schlimmer, er konnte bei ihr absolut kein Anzeichen erkennen, dass sie ihn überhaupt wiedererkannte. Obwohl er fast jeden Morgen immer das Gleiche bestellte, schien es, als würde sie ihn immer wieder zum ersten Mal sehen und darüber immer wieder aufs Neue nicht besonders erfreut zu sein. In ihrer Nähe fühlte sich Franco wieder wie ein kleiner Junge. Er zweifelte furchtbar an seinem Selbstwert, seiner Männlichkeit und der Gerechtigkeit im Allgemeinen und wollte nichts mehr auf der Welt als ein Lächeln von dieser Frau.

Er wusste nicht, wie man flirtete, also verhielt er sich so wie die Männer im Fernsehen. Er nannte sie *bella* und ihren Kaffee *meraviglioso* und bekam höchstens ein Augenrollen. Er brachte ihr einen Luftballon und Rosen mit und benutzte sehr viel *acqua di gio* nach der Rasur, aber erhielt außer seinem *café* und seinem *cornetto* rein gar nichts. Auf seine verzweifelte Frage »Wieso redest du nicht mit mir?«, wurde ihr Schweigen nur vehementer. Als alles schon zu spät schien und Franco sich eigentlich schon vorgenommen hatte, nicht mehr zur Bäckerei zu kommen – was glaubte die, wer sie war, die Mädchen flogen reihenweise auf ihn, das Letzte, was er nötig hatte, war diese verklemmte Bäckerstochter –, fiel er plötzlich. Der erste Satz. Von ihr. Er fiel anders aus als erhofft.

»Kann es sein, dass deine Nase wächst?«

»Was?«

»Deine Nase wird immer größer.«

»Du spinnst ja, was redest du da?«

»Ich schwörs dir, das ist wirklich auffällig.«

Franco sah in den Spiegel hinter dem Tresen. Sein Bizeps sprengte fast sein T-Shirt. Er trainierte siebenmal die Woche. Und es fiel ihm jetzt auch auf. Seine Nase hatte sich verändert. Sie war größer und deutlich spitzer geworden. Das lag an den Steroiden, die er sich nun seit einem Jahr in den Hintern spritzte. Mit den Muskeln wuchsen ungebeten auch seine Knorpel weiter, auch der Nasenknorpel. Später, bei seinen ersten Bodybuilding-Wettbewerben, sah er, dass alle seine Kontrahenten die gleiche Nasenform hatten, und er verstand, warum man sagte: »Du lügst, das sehe ich an deiner Nasenspitze.« Im Moment der Erkenntnis war er kurz entsetzt, entschied aber umgehend, dass es das auf jeden Fall wert war. Was die Muskeln betraf und damit seine Unangreifbarkeit, oder zumindest die Illusion davon, aber vor allem, weil er jetzt ganz sicher wusste, dass Antonella ihn wahrnahm, und zwar schon länger.

Antonella war ein Jahr älter, klug und wollte studieren. Franco fühlte sich ihr unterlegen. Das Gefühl ging nie wirklich weg, egal wie viel Zeit sie miteinander verbrachten. Sie schüchterte ihn ein, und doch war er nie glücklicher, als wenn sie bei ihm auf dem Moped saß. Franco hatte schon sehr viel Schlechtes erlebt, aber er hielt mit aller Kraft an einem letzten Rest Unschuld fest, bewahrte gerade genug davon, um mit Antonella nachts nackt im Meer zu baden, auf Konzerte zu gehen und die Angst vor dem Verliebtsein zu ertragen. Wie ein richtiger, normaler Jugendlicher.

Franco machte seine Schutzgeldrunden, verkaufte Drogen, schlug hin und wieder zu, aber nie fester als unbedingt nötig. Es traute sich sowieso nie jemand, zurückzuschlagen. Antonella sah er meist abends. Er erzählte ihr fast nichts von dem, was er den ganzen Tag tat. Trotzdem wusste sie viel oder konnte es sich denken. Sie sprach ihn nicht darauf an. Es war seine Sache.

Sie holten sich Pizza, tranken Bier und rauchten Joints am Meer, dann fuhren sie mit seinem Moped in die Nachtclubs. Franco kokste ab und zu, und Antonella wollte auch probieren. Sie blieb immer öfter die ganze Nacht wach und schlief in der Bäckerei fast ein.

Ihr Vater hasste es, dass Antonella und Franco sich trafen. Er wusste, wer der Junge war. Wessen Junge er war. Pinochets Junge. Er kannte Pinochet schon lange und hasste niemanden mehr auf der Welt. Der Vater schrie Antonella an, sie solle dieses kleine Arschloch Franco nie wieder treffen, aber er erreichte nichts damit. Einmal ohrfeigte er sie aus Verzweiflung und schämte sich dafür. Franco und Antonella hielten aneinander fest. Sie waren sehr verliebt.

Am Abend vor Francos achtzehntem Geburtstag waren sie zusammen in einem schönen Restaurant gewesen, hatten Meeresfrüchte gegessen und Weißwein getrunken, später wollten sie noch in einen Club. Jetzt saßen Franco und Antonella am Strand, an einem geheimen, kleinen Platz unweit vom Hafen. Sie saß auf einer Decke, er hatte seinen Kopf in ihren Schoß gelegt. Sie fuhr durch sein Haar.

»Warst du schon mal in Rom?«, fragte Antonella.

»Ich war noch nicht mal auf Sizilien«, sagte Franco. »Und das kann man sogar von hier aus sehen.« Er zeigte auf die Lichter auf der anderen Seite der Straße von Messina, die Italien von Sizilien trennte. Es sah aus, als könnte man einen Stein rüber werfen.

»Meine Mama wohnt in Rom. Ich hab Lust, sie zu besuchen. Kommst du mit?«

»Du hast noch nie was von deiner Mutter erzählt.«

»Papa hat sie mit einer anderen betrogen, dann ist sie weggegangen. Glaub ich zumindest. Ich war noch ein Baby.«

»Welche andere?«

»Weiß ich nicht, Papa redet nicht drüber.«

»Wann willst du denn zu deiner Mama?«

»Am liebsten schon nächste Woche.«

»Aber wir haben kein Auto.«

»Dann fahren wir eben mit dem Moped!«

Franco lachte. »Warum nicht? Ich pack dich hinten drauf und fahr dich überall hin, von mir aus bis nach Madrid.«

Sie küssten sich. Dann sagte Antonella leise: »Ich glaub, ich will in Rom bleiben. Ich kann bei Mama wohnen und studieren. Hier stehe ich bis an mein Lebensende nur bei Papa in der Bäckerei rum.«

Beide schwiegen lange. Dann sagte Franco: »Ich fahr dich hin. Und sobald ich kann, komm ich nach.«

Für die Nacht hatte Franco ein Hotelzimmer direkt am Hafen gemietet. Sie stolperten um sechs Uhr morgens hinein, bekifft, betrunken, und schliefen miteinander. Danach zog sich Antonella Francos Hemd über. Es reichte ihr bis zu den Knien. Sie stellte sich ans Fenster. Während sie rauchte, sagte sie: »Ich will Anglistik studieren in Rom. Bücher übersetzen. In New York arbeiten und von meinem Schreibtisch aus den Atlantik sehen. Ich will endlich hier weg.«

Die Sonne ging auf. Franco lag auf dem Bett und betrachtete Antonellas Silhouette im Morgenlicht, das durch die halb geschlossenen Fensterläden hereinbrach. Und er war bereit, auf der Stelle loszufahren. Aber sie musste in die Bäckerei, und Franco hatte einen Termin.

Pinochet begrüßte ihn am Eingang per Handschlag. Sie traten ein. Zwei fremde Männer, noch kräftiger als Franco, bereiteten alles vor. Beide trugen den Schriftzug der Organisation auf dem Hals. *'Ndrangheta.* Der eine, ein muskelbepackter Glatzkopf mit kaputten Ohren, reinigte das Tätowierbesteck, der andere, ein Fettsack, wischte mit einem alkoholgetränkten Lappen Francos Hals ab. Pinochet saß auf einem Hocker am anderen Ende des Raums und sah zu. Er trug ein weißes Hemd und ein braunes Jackett. Wie all die Mächtigen in der Organisation trug er kein Tattoo.

»Heute wirst du einer von uns«, sagte Pinochet. »Du bist achtzehn. Das bedeutet, du übernimmst Verantwortung. Heute wirst du zum Mann.« Die Hände des Fettsacks rochen nach rohem Fleisch. Er zeichnete die Linien auf Francos Hals mit einem Stift vor, vom Schlüsselbein bis zum Kiefer.

»Ich will das nicht«, sagte Franco. »Nicht auf den Hals«.

»Du wirst ein Soldat«, erwiderte Pinochet. »Du bekommst einen ganzen Straßenzug.«

Franco sah zur Tür. Den Fettsack könnte er überraschen. Der Glatzkopf wirkte behäbig. Als er zu Pinochet blickte, blitze aus seinem offenen Jackett eine kleine Pistole. Das hieß, er musste verdammt schnell sein. Aber was dann? Wo sollte er hin?

Pinochets eiskalte Augen bohrten sich in Francos

Kopf. Francos Arme hatten schon aufgegeben. Sie hingen bleiern auf dem Tätowierstuhl. Vor diesem Blick würde er sich nirgends verstecken können. Die ersten Nadelstiche zuckten wie Blitze durch sein Hirn.

Als es vorbei war, setzte er sich ans Ufer und schaute ins Nichts. Antonella wartete auf ihn, aber er holte sie nicht ab. Er schämte sich, und sein Gesicht wurde heiß. Wenn er hier blieb, würde er in zwanzig Jahren auch nur so ein Glatzkopf oder Fettsack sein. Er musste weg.

Antonella schaffte es nicht, ihrem Vater zu sagen, dass sie nicht wiederkommen würde. Sie sagte ihm, dass sie nur ein paar Tage unterwegs wäre. Er bat sie, am Morgen ihrer Abreise noch die Frühschicht in der Bäckerei zu übernehmen. Sie packte nicht viel ein, nur einen Rucksack voll. Sie würde abschließen und einen Zettel an die Tür kleben: »Bin gleich wieder da.« Hinter dem Tresen würde sie einen Brief an ihren Vater hinterlassen, in dem stand, dass es ihr leid tue. Sie würde das Geld aus der Kasse einstecken und sich selbst versprechen, es zurückzuzahlen. Dann würde sie Franco treffen, der mit seinem Moped an der Kreuzung wartete.

Am Morgen der Abreise fiel Antonellas Vater auf, dass er am Vortag wichtige Unterlagen in der Bäckerei vergessen hatte. Es war neun Uhr. Er machte auf dem Weg zum Amt einen Umweg, um die Unterlagen zu holen.

Um dieselbe Zeit wurde Franco im Treppenhaus von Pinochet überrascht, als er gerade heimlich das Haus verlassen wollte. »Franco, wir machen heute eine Proberunde zusammen. Du kriegst die Via Locri.« Francos

Blick versteinerte. »Was ist, freust du dich nicht? Wir treiben noch nicht von allen Läden was ein, aber das ändern wir. Heute sagst du allen, dass sie ab jetzt zahlen.«

Die Bäckerei von Antonellas Vater war in der Via Locri. Antonella war gerade dabei, den Brief an ihren Vater unter die Kasse zu legen, als der plötzlich die Bäckerei betrat. Gerade so schaffte sie es, den Brief zu zerknüllen und in ihren Hosenbund zu stecken. »Papa, was machst du denn hier?« Antonellas Vater wollte gerade antworten, als die Tür ein zweites Mal aufging.

Franco stand zusammen mit Pinochet in der Tür. Pinochet wusste nicht, dass Franco mit Antonella zusammen war. Franco hatte es geheim gehalten. Er wollte um jeden Preis verhindern, dass sie in egal was reingezogen wurde. Nichts, was er liebte, war sicher vor Pinochet.

Antonellas Vater sah Pinochet in die Augen und sagte: »Ich werde nichts zahlen. Ihr verlasst jetzt meinen Laden.« Und dann zu Franco: »Und du, komm meiner Tochter nie wieder zu nahe.« Franco und Antonella wagten es nicht, sich anzusehen, aber Pinochet verstand sofort, was los war. Er konnte Schwäche wittern, und Liebe war eine Schwäche.

»Enrico«, sagte er zu Antonellas Vater, »du willst doch, dass deine Tochter in Ruhe ihre Schule beenden kann, oder? Sie arbeitet sowieso viel zu oft hier.«

Dann wanderte sein Blick zu Antonella. »Schaffst du es überhaupt, genug zu lernen? Oder lenkt mein Neffe dich zu sehr ab?«

Antonella sagte nichts. Sie traute sich nicht, Franco anzusehen.

»Redest du nicht gern?«, fragte Pinochet. Er kam ihr sehr nahe und strich über ihre Wange.

»Hübsch bist du. Guter Geschmack, Franco.«

Franco hätte am liebsten Pinochets Kopf genommen und ohne Vorwarnung mit aller Kraft so lange auf den Bäckereitresen gehämmert, bis sein Gesicht Matsch war. Er war ein kräftiger Junge. Aber er war trotzdem viel zu schwach, um diesen Mann zu stoppen, dieses Monster, das sein ganzes Leben in seiner Gewalt hatte. Er sagte nur: »Fass sie nicht an.«

»Schaut euch an«, sagte Pinochet leise. »Fällt euch nichts auf?«

»Halt dein Maul, Claudio«, sagte Antonellas Vater tonlos.

Niemand wagte es, Pinochet bei seinem richtigen Namen zu nennen. Pinochet sah Antonellas Vater an, mit wachen, kalten Augen. Dann wanderte sein Blick zu den Verliebten.

»Schaut euch an.«

Franco und Antonella sahen sich ins Gesicht.

»Ihr seht euch so ähnlich. Ist euch das noch nie aufgefallen?«

Sie sahen sich an, es dauerte einen Moment, doch dann begriffen sie es. Antonellas Vater hatte eine Affäre mit Francos Mutter gehabt. Ihre tief empfundene Verbindung war ein Abfallprodukt ihrer kaputten Familie. Ein Tabu.

Antonella liefen Tränen über die Wange. Francos Kopf glühte, und er wusste, dass er nie wieder glücklich sein würde. Wie ferngesteuert trat er aus dem Laden und ging zu seinem Moped. Er startete den Motor und fuhr los Richtung Norden. Tränen verschleierten seine Sicht, doch er fuhr immer weiter, ohne nachzudenken. Immer weiter nach Norden.

2001

FRANCO

Franco fuhr von Reggio Calabria Richtung Neapel. Das letzte Mal, als er auf dieser Straße gefahren war, war sie so voller Schlaglöcher gewesen, als wäre sie bombardiert worden. Jetzt war sie neu asphaltiert. Seine Hände lagen ruhig auf dem Lenkrad, und er versuchte, in sich hineinzuhorchen, ob da etwas war, Genugtuung, Freude darüber, dass der Drecksack endlich tot war, neuer Mut. Aber da war nichts. Der Drecksack war schon davor ein böser Geist gewesen. Sein Tod änderte nichts daran. Er hatte elf Jahre länger regiert als der echte Pinochet, bis sein böses Herz endlich den Geist aufgegeben hatte. Franco hatte eine Stunde lang am Grab von Claudio »Pinochet« Cristofaro gestanden. Er hatte versucht, zu weinen, zu schreien oder zumindest auf den Grabstein zu spucken, aber er hatte nichts davon getan. Die Sonne hatte ihr Licht mit einer ekelhaften Gleichgültigkeit über dem Friedhof von Reggio Calabria und über der ganzen Stadt verschüttet, und jetzt verfolgte sie Franco auf seiner 1600 Kilometer langen Heimreise, knallte auf das Blech, heizte das Auto auf. Franco trat aufs Gas. Er wollte ihr davonfahren.

Kurz vor der Auffahrt auf die Schnellstraße sah Franco einen Jungen am Straßenrand stehen. Er hielt den Daumen hoch. An derselben Weggabelung hatte Franco auch schon gestanden, 1985, als er erst zwölf war und doch schon alles zu spät, und den Daumen hochgehalten. Niemand hatte angehalten.

Franco hielt an.

»*Posso andare fino a Napoli?*«, fragte der Junge mit einem starken deutschen Akzent.

»Kein Problem, ich nehm dich mit.«

»Ah, auch Deutscher?«, fragte der Junge.

»Schätze schon«, sagte Franco.

Der Junge sah gut aus, dichte, kastanienbraune Locken, lange Wimpern, unschuldiges Gesicht. Er saß schweigend auf dem Beifahrersitz, schaute auf sein Handy und las immer wieder die gleiche Nachricht, dann schaute er raus.

»Heulst du?«, fragte Franco.

»Krieg mich gleich wieder ein«, sagte der Junge.

Franco gab ihm eine Zigarette. Der Junge rauchte und kriegte sich ein. Er zeigte auf sein Handy. »Liebeskummer«, sagte er.

»Es ist immer die Liebe«, sagte Franco. »Man kann den Stiefel runterfahren, bis die Straßen aufhören, aber man entkommt ihr nicht.«

»Ich war hier allein unterwegs«, sagte der Junge. »Hab versucht, paar Sachen aus dem Kopf zu kriegen. Bin gerade in Neapel auf der Schule über den Sommer, Italienisch lernen.«

»Und, hast du was gelernt?«, fragte Franco.

»Nur *posso andare,* braucht man fürs Trampen. Und Essen bestellen.«

»Als ich nach Deutschland gekommen bin, hab ich ein halbes Jahr gebraucht, dann konnte ich reden«, sagte Franco. »Man muss müssen, dann gehts schnell.«

»Wieso sind Sie hier unterwegs?«, fragte der Junge.

»Hab auch versucht, was aus dem Kopf zu kriegen«, sagte Franco.

»Hats geklappt?«, fragte der Junge.

»Wie heißt du?«, fragte Franco.

»Sascha«, sagte der Junge.

»Nein, Sascha«, sagte Franco. »Nein, hat es leider nicht.«

Die Sonne wollte nicht untergehen. Sie brannte auf die Erinnerungen in Francos Hirn. Im Auto war es wie in der Sauna. Der Junge öffnete das Fenster, und der Fahrtwind blies ihm seine schweißnassen Locken ins Gesicht.

»Die Scheißhaare nerven«, sagte er.

»Ich kenne in Neapel einen guten *barbiere*«, sagte Franco.

Er fuhr ein Stück in die Stadt hinein und ließ den Jungen vor dem Friseurgeschäft aussteigen.

»Alles Gute, Sascha«, sagte Franco. »Du bist noch jung. Die Liebe kommt wieder.«

»Weiß nicht«, sagte der Junge. »Weiß ich nicht.«

»Weil du gar nichts weißt«, sagte Franco. »Verstehst du? Du bist noch jung.«

»So alt sind Sie auch nicht«, sagte der Junge zum Abschied und schlug die Autotür zu.

Franco kurbelte die Scheibe runter und rauchte noch eine Zigarette. Er sah durch das Schaufenster, wie der

Friseur den Rasierer am Hinterkopf des Jungen ansetzte. Als die ersten Locken fielen, ließ Franco den Motor wieder an. Er würde sich ranhalten müssen, um am nächsten Morgen rechtzeitig in München in der Gärtnerei zu stehen. Es war seine erste richtige Arbeit in Deutschland. Er wollte es nicht versauen. Bei Rom ging endlich die verdammte Sonne unter. Noch tausend Kilometer.

NIKO

Zuerst erkannte er ihn an seinem Koffer. Er hatte sich seine wuscheligen Haare ganz kurz geschnitten, fast eine Glatze.

»Was willst du hier?«

»Willst du was essen gehen?«

»Nein.«

»Dann begleite ich dich nach Hause, okay?«

»Nein. Verpiss dich.«

Drei U-Bahn-Stationen lang hatte Niko Angst, dass Sascha ihm eine reinhauen würde und setzte sich vorsichtshalber eine Sitzreihe weiter. Beim Aussteigen wirkte Sascha unentschlossen, doch dann haute er Niko eine rein.

Seine Nase blutete auf seinen Pulli. Sie standen an der Tischtennisplatte. Es war kühl. Der Sommer hatte sich verabschiedet, und der Herbst war da. Es war lange still, länger als sie je still nebeneinander gestanden hatten. Und all das Unausgesprochene zwischen ihnen wog mindestens zweihundert Kilo.

Und dann wurde es in Nikos Kopf, wo es sonst immer so voll war, auf einmal ganz leer. Er wurde sehr müde. Sascha schien angestrengt zu überlegen.

»Ich hab keinen Bock mehr, Zeit mit einem zu verbringen, der sich andauernd selbst belügt«, sagte Sascha schließlich.

Das wäre der Moment gewesen, ihm so viel zu sagen. Niko hätte ihm so viel sagen können.

Aber er gab nur irgendeinen dämlichen Vorwurf zurück, so was wie »du bist es doch, der sich belügt«, was natürlich Blödsinn war, und das wusste Niko. Er hatte eigentlich während ihrer gesamten Freundschaft nichts anderes gemacht als Lügengeschichten zu erzählen, mittlerweile glaubte er sich ein paar davon selbst, zum Beispiel, dass das nur eine Freundschaft war. Doch jetzt bildete er sich was ein auf die Ehrlichkeit, mit der er zugegeben hatte, dass er Nura geküsst hatte. War das etwa nichts wert? Er hielt sich wirklich für einen Helden mit seiner neu entdeckten Aufrichtigkeit, und jetzt wurde er auch sauer, dass Sascha ihm nicht einfach verzeihen konnte, so macht man das doch unter Freunden, und überhaupt, wie lang waren die denn zusammen gewesen, vier Monate vielleicht, wieso war sie ihm überhaupt so wahnsinnig wichtig, und irgendwie redeten sie immer weiter und schrien dann, und am Schluss fuhr Niko nach Hause und die beiden redeten nie mehr ein Wort miteinander.

Sascha hat kein Facebook. Kein Instagram. Kein Twitter. Kein Snapchat. Er ist nicht auffindbar, obwohl Niko nach ein paar Jahren der absoluten Negierung von Saschas Existenz in unregelmäßigen Abständen immer wieder seinen Namen gegoogelt hat. Sascha löst sich immer mehr auf. Niko verliert sein Bild vor dem inneren Auge, bis es schließlich ganz verschwunden ist. Und Niko lebt weiter, wird älter, schließlich erwachsen. Die ersten Freunde heiraten, die ersten Freunde sterben. Die Welt präsentiert ihre Versprechungen und zeigt ihre hässliche Fratze. In manchen Monaten ist er reich, in manchen arm. Er hat eine Psychotherapie abgebrochen und eine Trennung hinter sich. Er hat schon ein bisschen gelebt. Die Erinnerung an Sascha kommt nur noch alle paar Monate hoch, sie ist diffus und fühlt sich an, als würde sich ein Fremder erinnern, und er schiebt sie weg. Ihm ist oft langweilig, aber da ist auch eine Unruhe, die nie weggeht.

2

Erwachsene Pinguine haben an Land so gut wie keine Feinde. Kämpfe sind fast nie nötig. Für den unwahrscheinlichen Fall, dass sie angegriffen werden, können sie zur Verteidigung ihren Schnabel und ihre Flossen als Waffen einsetzen.

2019

NIKO

Er sieht jetzt ganz anders aus. Er hat dichten Bartwuchs, und das Training hat seine Schultern breit gemacht. Jeden Morgen nimmt er eine Tablette Perfectil für seinen neuen Haaransatz und eine Tablette mit Omega-3-Säure. Dann isst er eine Schüssel Haferflocken mit Magermilch, die einzigen Kohlenhydrate des Tages. Vor jedem Training nimmt er eineinhalb Teelöffel Kreatin-Monohydrat und einen Teelöffel BCAA-Aminosäuren, nach jedem Training 30 Gramm Molkenprotein. Jeden Tag isst er einmal Fleisch, sonst Gemüse. Rote Paprika vermeidet er. Er trainiert fünf Mal die Woche.

Sein Studio am Ostbahnhof ist ein sogenanntes *gehobenes* Studio, das sich über drei Stockwerke zieht, inklusive Wellnessbereich und einem Raum mit künstlich verringerter Sauerstoffsättigung für Höhentraining. Die Luft ist immer gut, die Geräte neu, die Leute gesund und schön.

Die platinblonde Frau am Empfang heißt Chloe und krempelt immer die Ärmel des einheitlichen T-Shirts, dass alle Angestellten tragen müssen, weit hoch, damit man ihr Tattoo sehen kann, einen stilisierten Sonnenuntergang auf dem rechten Oberarm. Meistens versucht Niko, dann zu trainieren, wenn Chloe Schicht hat. Sie gibt ihm immer einen Fistbump und lächelt.

Heute ist Leg Day, immer hart, aber ohne sieht man unproportioniert aus. Chloe ist leider nicht da. Vielleicht hat sie Urlaub. Wohin sie wohl fährt? Bestimmt in ein schickes Resort, zum Beispiel in den Robinson Club. Wann war ich eigentlich zum letzten Mal im Urlaub, fragt sich Niko. Das muss noch mit Nura gewesen sein. Mein Gott, ist das schon lang her, denkt er. Sie waren in einer merkwürdigen Retorten-Siedlung am Meer in Südspanien in einer von zweihundert identisch aussehenden Ferienwohnungen, und er hatte den ganzen Urlaub Husten mit Auswurf. Das war schon die Zeit, als Nura sich zum Umziehen im Bad eingeschlossen hat.

Niko hat einen Chip in seinem Locker-Armband, auf dem seine persönlichen Leistungsdaten gespeichert sind. Der Chip zählt für ihn die Wiederholungen mit und merkt sich sein aktuelles Maximalgewicht, so kann Niko sich auf das Wesentliche konzentrieren:

Ausatmen, Kontrahieren, Einatmen, Runterlassen.

Am liebsten trainiert Niko spät abends, wenn kaum noch jemand da ist und das Echo seiner Schritte auf dem Laufband von den Wänden zurückkommt. Beim Laufen schaut er sich auf dem Display vom Crosstrainer immer ein Video von einem Waldweg an. Hinter manchen Weggabelungen spielt das Video auf Texttafeln wissenswerte Fakten über die jeweilige Strecke ein, etwa, wie lange es die Provence schon gibt oder wie viele Kubikliter Wasser dieser oder jener Bergsee fasst.

Besonders schön ist das menschenleere, ganz ruhig daliegende Schwimmbecken im obersten Stockwerk. Niko schwimmt nicht, aber wenn er mit dem Training fertig ist, legt er sich immer noch eine Viertelstunde an den Beckenrand und hört dem leisen Plätschern des Wassers zu. Schon merkwürdig, wie unterschiedlich Menschen Geräusche empfinden. Vielleicht gibt es eine Art goldenen Schnitt, wie man ihn aus der Kunst kennt, zum Beispiel von dem Bild »Mona Lisa«, auch für Klänge, zum Beispiel von plätscherndem Wasser. Geräusche und Töne aus der Natur haben vielleicht einfach eine geheime, spezifische Anordnung, die alle Menschen angenehm finden. Zum Einschlafen hört Niko immer Meeresrauschen über seine portable Musikbox. Manchmal hilft es.

Niko ist letzten Monat dreiunddreißig geworden und arbeitet im Marketing bei der Firma Herbalife. Dort verkauft er Produkte für die »innere« und die »äußere« Ernährung. »Innere Ernährung«, damit sind Nahrungsergänzungsmittel gemeint, und »äußere Ernährung«, das sind Kosmetikartikel, zum Beispiel Cremes oder Öle. Bei Herbalife kann man nur etwas kaufen, wenn man Member in der Community ist. Vier Millionen Member haben sie weltweit. Haben *wir* weltweit.

»Wir« sagt er seit der letzten Marketing-Schulung. Davor hat er immer von Herbalife geredet, als würde er nicht dazugehören.

Die Teams arbeiten nicht in Büros, sondern meistens von zu Hause aus, deswegen kennt Niko seine Kollegen kaum, er sieht sie nur bei Feierlichkeiten oder Schulungen. Und vier Millionen Member, genauer gesagt 4,1 Millionen, das ist eine riesige Zahl, darunter kann man sich kaum was vorstellen. Der Staat Bosnien-Herzegowina hat 4,1 Millionen Member, also Einwohner. Aber auch unter Bosnien-Herzegowina kann sich Niko nicht viel vorstellen. Umso wichtiger wird das »wir«.

Niko selbst verwendet keine Produkte von Herbalife. Sein Molkenproteinisolat ist von der Konkurrenzfirma ESN. Wenn er ins Fitness geht, ist das seine Privatsache und er hat keine Lust, jedes Mal an die Arbeit zu denken, wenn er sich einen Proteinshake mixt.

Wenn er nicht schlafen kann, verbringt Niko die Nächte auf Instagram oder mit der Schach-App LiChess. Dort hat er einen Freund. Er heißt Farjad und kommt aus dem Iran. Wenn sie gleichzeitig online sind, spielen sie Blitzpartien von jeweils drei Minuten Länge. Es ist ausgeglichen. Die Freundschaftsanfrage hat Farjad geschickt, nachdem Niko ihn ziemlich spektakulär schachmatt gesetzt hat. Das hat Niko als Zeichen von Größe empfunden. Wäre er so schachmatt gesetzt worden, hätte er seinem Gegner sicher nicht die Freundschaft angeboten.

»*Nice move*«, schreibt Farjad.

»*Thanks*«, schreibt Niko.

Um 22.30 Uhr schaltet sich der Bildschirm von Nikos Smartphone in den Nachtmodus und filtert das blaue Licht raus. Dann bekommt der Bildschirm fast was Gemäldehaftes.

Schlafenszeit.

»*Gotta go*«, schreibt Niko.

»*Cheers*«, antwortet Farjad. »*Bye.*«

Der Bildschirm wird dunkel, das Zimmer wird dunkel, der Verstand ist hellwach. Im Badezimmerschrank liegt noch eine Zopiclon. Den Beipackzettel sollte man nicht zu genau durchlesen, das verunsichert einen nur. »Schlaferzwingend«, das klingt gefährlich, aber in Wirklichkeit ist es ein Segen.

Bei Instagram hat Niko 14 000 Follower. Bevor er ein Foto hochlädt, bearbeitet er es mehrere Stunden bei Photoshop und in Lightroom. Die Instagram-Filter nimmt er nie, das machen ja alle. Er versucht, eine eigene Bildsprache zu entwickeln.

Am meisten Likes hat er für ein Foto bekommen, bei dem er oberkörperfrei und ungesichert auf dem Dach eines Hochhauses in Peking steht. *Rooftopping* nennt man das. Vor dem Foto hat er zwei Tage nichts gegessen und einen Tag nichts getrunken. Peking hat er über das Dach hinaus nicht kennengelernt.

Das mit seinem Kanal hat angefangen, weil er irgendwann mal gegenüber irgendwem behauptet hat, es sei die einfachste Sache der Welt, ein Influencer zu werden. Auf dem Peking-Foto trägt er eine Uhr von Daniel Wellington, dafür hat er 500 Euro bekommen.

Das gleiche Foto, das Peking-Foto, hat er auch bei seinem Grindr-Profil hochgeladen. Er hat die App erst seit zwei oder drei Wochen und bisher noch nie ein Date gehabt. Das ist alles eher so ein Versuch. Er hat ein Faible für Apps und Seiten, die Sex direkt möglich machen, sofort bestellbar.

Niko hatte während seiner Beziehung mit Nura zwei Jahre lang ein Profil auf kaufmich.com. Das ist eine Website, die Freier mit Prostituierten zusammenbringt, ohne dass ein Zuhälter im Spiel ist, nach dem *cut out the middleman*-Prinzip, das Niko noch aus dem Studium kennt.

Er hatte nie wirklich vor, auf kaufmich.com eine Prostituierte zu treffen. Aber er dachte eine Zeit lang, vielleicht bleibe er für immer mit Nura zusammen. Sie war das erste Mädchen, mit dem er geschlafen hat und zehn Jahre lang seine Freundin. Er wollte sie nicht betrügen, aber konnte sich auch nicht mit dem Gedanken abfinden, sein ganzes Leben lang nur mit einer einzigen Frau Sex zu haben. Und die Option, mit einer Prostituierten zu schlafen, also alle Gefühle auszuklammern und den ganzen Akt als reine Dienstleistung zu betrachten, war in seinem Kopf die beste Möglichkeit, den Schaden so gering wie möglich zu halten. Gleichzeitig ist der Gedanke zu einem totalen Fetisch geworden, zu seiner ultimativen Fantasie. Manchmal geht er an Freitagabenden das Rotlichtviertel rauf und runter, immer wieder, mit genug Geld in der Tasche, er traut sich aber nie, es durchzuziehen. Nach ein oder zwei Stunden geht er dann nach Hause und schaut einen Porno.

Eine Zeitlang hat er es mit feministischen Pornos versucht, aber die findet er lächerlich. Mittlerweile hat er einen Premium-Account bei Pornhub, wo er seinen Suchverlauf speichern und den Playlists anderer Leute aus der Pornhub-Community folgen kann, die ähnliche Vorlieben haben wie er. Wenn er Pornos schaut, recherchiert Niko manchmal stundenlang, bevor er sich anfasst. Er sucht sehr gezielt nach Amateurvideos. Nach Paaren, die regelmäßig zusammen Videos machen und sich auf *tease and denial* spezialisiert haben. Wenn sie sich gegenseitig bis kurz vor den Orgasmus bringen und sich dann zappeln lassen, bis an ihre körperlichen Grenzen gehen, dann kann das nicht gespielt sein. Dann muss das echt sein, hofft er. Wenn sie genau wissen, wann sie aufhören müssen, dann kennen sie sich wahrscheinlich gut und haben kein Problem, miteinander über ihre sexuellen Wünsche zu reden. Dann lieben sie sich vielleicht sogar.

Grindr gibt anders als Tinder nicht vor, dass es hier ums Kennenlernen geht oder um einen Großstädter-Single-Lifestyle. Bei Grindr gibt es keine Missverständnisse. Es geht einfach nur ums Ficken. Zwischen Männern. Das ist auch so eine Sache. Sie beschäftigt Niko schon sehr lang.

Sasa_18 hat genau wie er nur Fotos von seinem Körper auf seinem Profil, das Gesicht ist abgeschnitten. Neben seinen Fotos steht nur »parTy and play« und ein Diamanten-Symbol. Sie verabreden sich für den Abend darauf. In seiner letzten Nachricht, während Niko schon auf dem Weg zum Treffpunkt ist, schreibt Sasa_18: »Tina ist auch dabei. Hoffe, das ist okay.«

Tina ist also auch dabei. Wow. Niko hat nicht mal im Traum damit gerechnet, dass er in diesem Leben noch einen Dreier hat. Er fasst es nicht, dass er da wirklich hingeht. Seit vier Jahren traut er sich nicht, zu einer Nutte zu gehen, aber jetzt das.

Niko hat ein gelbes Einstecktuch in seinem Sportsakko. Daran soll Sasa_18 ihn erkennen. In der U-Bahn weiß er gar nicht, wohin mit seiner Aufregung, aber seine Hände sind trocken. Er hat mit Botox seine Nerven betäuben lassen, seitdem schwitzen seine Hände nicht mehr. In seiner Hosentasche ertastet er die letzte Viagra, die noch aus seiner Beziehung mit Nura übrig ist. Seit er Single ist, hat er sie immer dabei, musste sie aber bisher noch nie nehmen. Das Wissen, dass sie in der Hosentasche ist, hat bisher immer gereicht. Als er den U-Bahn-Aufgang nach oben geht, verweht der Wind seine Frisur, und Niko spürt jetzt schon eine leichte Erregung. Und da steht er.

Niko erkennt ihn sofort. Die langen Wimpern. Die dichten, kastanienbraunen Locken. Die große Nase. Sascha braucht sicher zwanzig Sekunden, bis er versteht, was los ist, aber dann sagt er: »Niko.«

»Sascha.«

»Du siehst anders aus.«

»Du nicht so.«

Sie haben sich achtzehn Jahre nicht gesehen.

»Willst du was trinken gehen?«, fragt Niko.

»Nein«, sagt Sascha. »Verpiss dich.«

Gleich bei der U-Bahn-Station ist eine Kneipe. Im Fernseher laufen Musikvideos aus den Achtzigerjahren. Auf Nikos Bierglas ist ein Lippenstiftrand. Eine bunte Discokugel wirft Farbsprengsel an die Wand und auf Saschas Gesicht. Sascha hat harte Züge bekommen, er sieht älter aus, als er ist. Immer noch sehnig, aber an den Schläfen wird er langsam grau, und sein Blick ist müde.

Niko fühlt sich wie in einem Traum oder in einer Zeitkapsel, auf jeden Fall nicht so, als würde das gerade wirklich passieren. Sie brauchen jeder zwei Bier und zwei Kurze, bis sie ins Reden kommen.

Sascha erzählt davon, dass seine Mutter an Brustkrebs gestorben ist, als er in der zwölften Klasse war, und dass er dann zwei Jahre bei Hans gewohnt hat. Dann ist auch Hans gestorben, an einer Leberzirrhose. Er hat die Schule nicht fertig gemacht und angefangen, bei einer Zeitarbeitsfirma zu arbeiten. Ein Kollege von ihm hat neben der Arbeit Drogen verkauft, und irgendwann hat Sascha auch damit angefangen. Das Geld, das er so verdient, betrachtet er als seine Waisenrente. Mit Siebzehn hat er zum ersten Mal mit einem Jungen geschlafen. Bei Grindr ist er aber nicht wegen Sex, zumindest nicht hauptsächlich, sondern er ist dort, um Crystal Meth zu verkaufen. »Tina« ist der Straßenname für Crystal Meth und das große »T« in »parTy« und das Diamantensymbol in seinem Profil weisen ihn als Dealer aus.

»Und bei dir so?«

»Ich verkaufe Müsliriegel und Eiweißpulver«, sagt Niko.

»Klingt gut.«

»Ich hab mir die Haare machen lassen.«

»Sieht man.«

Dann schweigt Niko vor sich hin, und auch Sascha sagt eine Zeitlang nichts und schaut auf den Tisch. Nachdem Niko sein gesamtes Hirn zwei- oder dreimal erfolglos nach einem Wort abgesucht hat, um der Stille zu entkommen, hebt Sascha den Blick und sagt:

»Ich fand dich immer gut, weißt du. Richtig gut. Genauso gut wie Nura. Ich war in dich verliebt, Niko. Wenn die zwei Menschen, in die du verliebt bist, dich gemeinsam hintergehen, dann tut das doppelt weh.«

Niko kann völlig unmöglich seinem Blick standhalten. Stumpfsinnig schaut er in den Fernseher an der Wand. Es läuft ein Musikvideo von Queen.

»Ich hab dich so lange gehasst. Wieso hast du nicht einfach irgendwann angerufen?«

»Ich weiß nicht. Wirklich. Keine Ahnung.«

Jemand hat ein eckiges Herz in die Tischplatte geritzt. Ein eckiges, krummes, kleines Herz. So eins habe ich auch, denkt Niko. Weil er nicht weiter weiß, steht er auf. Als er vor die Tür tritt, weht ein starker Wind. Sascha ist ihm wortlos gefolgt und steht jetzt vor ihm. Niko kriegt den Mund nicht auf. Sascha sagt: »Ich finds gut, dass wir uns getroffen haben. Das hilft mir. Zu sehen, dass du einfach nur irgendein Typ bist. Tschüss, Niko.«

Die U-Bahn fährt nicht mehr. Niko hat ein leises Sirren im Ohr. Bei einer Tankstelle kauft er eine überteuerte Flasche Rachmaninoff-Wodka und eine große Mandarinenlimonade. Er fährt mit dem Taxi Richtung Isar. Kurz und heftig prasselt Regen an die Scheiben, die Fenster beschlagen und das Licht der Autoscheinwerfer und der Straßenlaternen verschwimmt.

Er fand ihn auch immer gut. Er fand nur sich nie besonders gut. Wenn er ehrlich ist, war Sascha der erste Mensch, für den er wirklich Gefühle hatte. Nura hat er geliebt wie verrückt, aber keinen mehr hochgekriegt, weil er immer dachte, es gehe noch besser und das Leben habe noch mehr parat. Er wird wahnsinnig müde. Fast im Halbschlaf entsperrt er sein Handy und löscht sein Grindr-Profil. Und dann sein Instagram-Profil. 14 000 Follower lösen sich auf. Am Isarufer steigt er aus. Es riecht nach Regen.

Der Fluss hat Hochwasser und die Ränder der Uferwege verschluckt. Niko setzt sich auf eine Bank und trinkt. Irgendwann kann er die Augen nicht mehr offen halten und schläft ein.

»Alles okay, Meister?«

Es ist kühl. Im Morgengrauen baden Gänse im Fluss. Vor ihm steht ein Riese mit einer spitzen Nase und schaut ihn prüfend an. Seine Pranken schieben sich unter Nikos Rumpf, heben ihn hoch und stellen ihn auf die Beine, als wäre er ein kleines Kind. Die Wodkaflasche fällt scheppernd auf den Boden. Der Riese hebt sie auf und wirft sie in einen Mülleimer. Er ist einer von denen, die man in der Stadt nicht oft sieht. Die nur im Dunkeln rauskommen und einen merken lassen, wie glatt sonst alles ist. Er legt Niko eine Pranke auf die Schulter.

»Zeit, nach Hause zu gehen, Meister. Hast du eins?«

»Ja ja«, sagt Niko.

Er ist einen Meter achtundachtzig groß, aber geht ihm nur bis zum Brustbein. Der Riese legt ihm seinen Kapuzenpulli in Größe eines Duschvorhangs über die Schultern.

»Also, Meister. Und aufpassen. Um die Zeit laufen gefährliche Gestalten rum.« Dann dreht er sich um und lässt Niko wieder allein in seinem Elend. Nichts fährt. Zur Wohnung braucht er eine Stunde.

Niko hat sich immer noch nicht richtig eingerichtet, obwohl er schon seit über einem Jahr hier wohnt. Karge Wände, kaum Möbel. Nicht mal ein Bettgestell, die Matratze liegt auf dem Boden. Als er vom Rattern der kaputten Lüftung seines Arbeitsrechners wach wird, ist es nach zwölf. Alle Mitarbeiter von Herbalife müssen ein umständliches Chat-Programm benutzen. Wichtig wegen der Home-Office-Struktur. Den ganzen Tag, auch am Wochenende, landet der Wortmüll seiner Kollegen auf Nikos Desktop. Er hat bisher weder herausgefunden, wie man die Nachrichten stummschaltet, noch wie man die Push-Mitteilungen deaktiviert. Er hat den Verdacht, dass die Software absichtlich so programmiert ist, dass man überhaupt nichts stummschalten oder deaktivieren *kann*. Online ist er durchgehend. Der immergrüne Punkt im Chatprogramm ist die Währung bei Herbalife. Nur für den Punkt wird das Gehalt bezahlt, so kommt es Niko vor. Gerade beschwert sich Anja aus dem Community-Management. »Die von der Herstellung« hätten bei irgendeinem Gemüsepulver einen Fehler gemacht, und jetzt schmecke der Spinat-Shake nach Süßstoff. »Was denkt denn da der Kunde?«

Niko schaut sich um. Kein einziger Gegenstand in seiner Wohnung hat etwas mit ihm zu tun. Niko folgt bei Instagram fünf oder sechs Einrichtungs-Kanälen. Die größten Momente der Geborgenheit entfaltet seine Wohnung, wenn sein Feed ihm am Frühstückstisch das schöne Bild einer fremden Küche anzeigt. Manchmal verliert Niko sich dann halbe oder ganze Arbeitstage in den Einrichtungs-Feeds und wischt nicht nur durch die Bilder und Videos, sondern auch durch die Erinnerungen an das Zusammenwohnen mit Nura.

Sie hatte eine große Liebe für Details. Die gesamte Seele ihrer gemeinsamen Wohnung war ihrer Mühe und Arbeit zu verdanken. Sie ist manchmal sehr wütend geworden über Nikos Gleichgültigkeit. Das war nicht der Grund für die Trennung vor eineinhalb Jahren. Nikos Gleichgültigkeit für die meisten Bereiche, die Nura wichtig waren, war nur einer von tausend Bausteinen der immer höher werdenden Mauer zwischen ihnen. Ihre Familie habe immer einen Scheißdreck auf Wohnen gegeben, hat sie gesagt. Das wolle sie nie wieder. Sie wolle ein Zuhause. Niko ist sich nicht sicher, ob sie das mit ihm jemals hatte. Er selbst hat sich noch nie irgendwo zu Hause gefühlt, aber er leidet nicht darunter, weil er es nicht anders kennt. Fehlende Veranlagung, das ist alles. Nura ist nach der Trennung auch umgezogen. Niko weiß bis heute nicht, wohin. Sie haben keinen Kontakt.

Zwei Meter hinter Nikos Küchenfenster kommt schon die nächste Hausfassade. Wenn er sich anstrengt, könnte er wahrscheinlich in das Schlafzimmer seiner Nachbarin springen. Er hat einen Vorhang provisorisch vor das Fenster gehängt, damit er seine Ruhe hat. Über Nacht hat sich ein Nagel gelöst, den er nachlässig in die Wand geschlagen hat, und der Vorhang ist runtergefallen. Als Niko sich einen Morgenkaffee in der Mokkamaschine macht, ist er kurz abgelenkt von seinem Smartphone, der Kaffee kocht über und schwappt in die Flamme des Gasherds, es zischt und stinkt. Die Nachbarin hört den Lärm und tritt ans Fenster, es ist eine etwa fünfzigjährige Frau, sie trägt noch ihren Pyjama. Ihr Bett hat sie schon gemacht. Sie schaut in Nikos Küchenfenster, er schaut zurück. Als sie ihre Hand zum Gruß hebt, wendet er sich ab. Er will den Nagel in die Wand schlagen und den Vorhang wieder aufhängen, aber er bricht sein Vorhaben ab und setzt sich an den Tisch. Schnell die Perfectil nehmen, Haferflocken in die Schüssel, Aminosäure-Boost, die letzte Nacht verdrängen. Wie ein ehemaliger Raucher, dessen Hände instinktiv die Zigarettenschachtel in der Hosentasche suchen, wischt Niko auf der Suche nach der Instagram-App auf dem Smartphone herum, aber dann fällt es ihm wieder ein. Weil er nicht weiß, worauf er seine Aufmerksamkeit sonst lenken soll, wandert sein Blick orientierungslos durch den Raum.

Er hat keine Spülmaschine. Die Küche ist klein. Alles hat seinen exakten Platz, Sachen wegräumen ist wie in einem Tetris-Spiel.

Der Kapuzenpulli des Riesen liegt auf dem Boden im Flur. Größe XXXL. Auf der Brust der Schriftzug: *Ercan's Body Gym*. Hat er das also doch nicht geträumt.

Alle Klamotten, die er gestern anhatte, schmeißt er weg.

Heute ist trainingsfrei, Gott sei Dank. Es bringt nichts, jeden Tag zu trainieren, der Körper braucht Pausen, um Muskeln aufzubauen. Hämmernde Kopfschmerzen. Niko will gar nicht wissen, wie viele Trainingstage ihn diese

Scheiß Wodkaflasche gekostet hat. Außerdem ist Alkohol schlecht für die Haare. Verdammt noch mal. Er muss an die frische Luft, nachdenken.

Was machst du gerade, Sascha? Wo steckst du? Was ist aus dir geworden? Dass es so was überhaupt noch gibt bei einem Menschen in seinem Alter – kein einziger Treffer, wenn man den Namen googelt. Niko hat keinen Anhaltspunkt, wie er sonst etwas über Sascha erfahren sollte. Ihre Freundeskreise haben sich nie überschnitten, sie haben keine gemeinsamen Bekannten. Außer Nura.

Ihr bei WhatsApp zu schreiben oder sie gar anzurufen, erscheint Niko unpassend, zu intim. Er entscheidet sich, ihr über den Facebook Messenger zu schreiben.

»Hey Nura, ewig nichts gehört! Hoffe dir geht's gut. Ich habe gerade an früher gedacht und mich gefragt, ob du noch was mit Sascha zu tun hast? Würd mich freuen, von dir zu hören.«

Niko kommt sich komisch vor, als er die Nachricht sendet, in ein Vakuum hinein, wo früher die größtmögliche Vertrautheit war, die man sich vorstellen kann.

Wobei, denkt er, größtmögliche Vertrautheit, stimmt das eigentlich? Es war immer auch ein Kampf um die letzten Geheimnisse.

Facebook zeigt ihm zwei Minuten später an, dass sie die Nachricht gelesen hat. Nach fünfzehn Minuten erscheint das Symbol, das anzeigt, dass Nura eine Antwort eingibt. Das Symbol leuchtet immer wieder auf und verschwindet dann. Zehn Minuten passiert nichts. Dann noch einmal kurz Bewegung, sie tippt, dann wird es ganz still. Drei Stunden später zeigt Facebook an, dass Nura die Facebook-Freundschaft aufgelöst hat.

Wie oft wollte er einfach die Verbindung zur Vergangenheit kappen. Jetzt macht das die Vergangenheit für ihn. Niko überlegt, seine Mutter anzurufen, aber er wüsste gar nicht, was er sagen sollte, also lässt er es.

Farjad ist online.

»*How are you?*«, schreibt Niko nach dem dritten Spiel.

»*Fine, thanks. And you, my friend?*«

»*Also fine.*«

Es ist 1.23 Uhr, der Bildschirm ist im Nachtmodus. Niko schaut bei Google, wie spät es gerade in Teheran ist. Es ist viereinhalb Stunden später, schon früher Morgen.

»*Also trouble having sleep?*«, fragt Niko.

»*I work night shifts*«, schreibt Farjad.

»*What do you work?*«

»*At an apartment, I am a nightguard.*«

»*I can't sleep very well, that's why I am online. In my country, Germany, it's 1.45 now.*«

»*Germany is nice.*«

Niko kommt sich seltsam dabei vor, eine richtige Unterhaltung anzufangen und formuliert länger als gewöhnlich, außerdem misstraut er plötzlich seinen Englischkenntnissen.

»*Do you know the feeling of being lost?*«, kommt am Schluss dabei heraus.

»*Yes, of course*«, schreibt Farjad, »*I feel like this most of the time since I left my home.*«

»*What do you mean?*«

»*I come from Teheran, but I live in Istanbul now, because I am christian and I had to flee.*«

»*I was in Istanbul once, but didn't see much. My trip was for medical reasons*«, schreibt Niko und kontrolliert mit den Fingern seinen neuen Haaransatz.

»*It's a nice city actually*« schreibt Farjad. »*I am staying here for maybe three more months, then I want to go to Las Vegas. I am a musician. I play the saxophone. The visa should be ready soon.*«

»*Where is the apartment where you work?*«

Farjad schickt einen Standort. Gleich beim Taksim-Platz. Dort in der Nähe war auch die Praxis von Dr. Bağcı.

»*Do you live near there?*«, fragt Niko.

»*Yes, I live in the same building.*«

Sie schreiben stundenlang. Es ist die beste Unterhaltung, die Niko seit Langem hat. Er erzählt von sich. Herbalife kennt Farjad nicht. Grindr kennt er schon. Um neun Uhr hat er Schichtende und geht ins Bett.

»*If you want, come visit me*«, schreibt Farjad zum Schluss.

»*I have a concert next week at a rooftop bar, you can sleep in one of the apartments, I would really like to see you.*«

»*I am thinking about it*«, schreibt Niko.

»*See you soon*«, schreibt Farjad.

Niko meldet sich bei Herbalife krank. Während er in einer Mail seine erfundenen Grippesymptome schildert, hat er das Gefühl, dass er sich vielleicht nie wieder gesund meldet.

Als er das Terminal 2 des Franz-Josef-Strauß-Flughafens erreicht, hat Niko nichts dabei außer seinem Geldbeutel und seinem Smartphone. Er sieht sich in einer Spiegelung im Fenster. Augenringe. Irgendwie alt. Seit er Instagram von seinem Smartphone gelöscht hat, ist alles ein bisschen hässlicher geworden. Und Niko fühlt sich, als hätte er seinen Orientierungssinn verloren ohne die 14 000 Leute, die ihn gesehen, kommentiert und bewertet haben. Er hangelt sich an den Blicken von gutaussehenden Fremden entlang Richtung Gate.

Beim Flug gibt es Turbulenzen. Die Frau, die neben ihm sitzt, greift unwillkürlich nach seiner Hand. Obwohl Niko Angst vor Viren hat, lässt er es zu. Er hält ihre Hand bis zur Landung, aber vielleicht hält sie auch seine. Beim Aussteigen schenkt sie ihm eine kleine Gebetskette.

Als er im Shuttlebus Richtung Taksim-Platz im Stau steht, schiebt Niko die Kugeln der Kette hin und her, wie er es bei einem Mann in einer hinteren Reihe beobachtet hat. Er schiebt die Kugeln und erwischt sich bei der irren Hoffnung, dass er zuhause in seiner Münchner Wohnung den Herd angelassen hat. Neustart nach Wohnungsbrand, das wünscht er sich, soweit ist es also gekommen.

Nach dem Aussteigen aus dem übertrieben klimatisierten Bus ist er sofort umgeben von einem Sound aus Motoren, Hupen und Hundebellen und dem Geruch von frittierten Muscheln und Benzin.

Eine Gruppe aus fünf Männern läuft an ihm vorbei, drei mit roten Punkten auf der kahlrasierten Kopfhaut, zwei an der Bartlinie. Niko fasst sich in seinen geraden

Haaransatz, der keine fünfhundert Meter von hier entstanden ist. Von Geburt an glatzköpfig, das würde wahrscheinlich nicht so wehtun, wie von Geburt an blind zu sein. Das Schlimme ist der Verlust. Dann biegt er rechts ab. Die Straße ist leicht abschüssig, und ein Rudel Straßenhunde knurrt ihn an. Die Budak Residence sieht aus, als würde sie keine drei Windstöße mehr aushalten.

»*I'm here*«, schreibt Niko.

Zwei Minuten später öffnet ein dünner, kleiner Mann mit tief in den Höhlen liegenden Augen und großem Adamsapfel die Tür. Er trägt ein gestreiftes T-Shirt, eine kurze Jeans und Flip-Flops.

»*Hello Niko*«, sagt Farjad. »*It's so nice to finally meet you in person.*«

»*Yes, it's quite incredible*«, sagt Niko.

»*You look like a model*«, sagt Farjad.

»*You look like a musician*«, sagt Niko.

Farjad lacht ein schönes Lachen.

Niko bezieht ein runtergekommenes Hotelzimmer mit blauem Teppichboden über dem morschen Holz. In einer Ecke gibt der Boden nach, und Niko bricht fast ein. In der Mitte steht ein Doppelbett, fleckige Vorhänge, ein rissiges Aquarell von einer Hafenszene an der Wand. Reste von Stuck an der Decke. Eine laute Klimaanlage, unter dem Fenster ein Taxistand. Eine kleine Küchenzeile mit einem Plastiktisch und zwei Stühlen. Das Hupen, die Stimmen und die Musik aus dem Friseursalon an der Ecke werden zu einem Rauschen, von dem Niko müde wird. Er legt sich auf die Matratze, die so weich ist, dass er einsinkt, und schläft ein. Er träumt von einem schwarzen Bildschirm. Als er von einem Klopfen an der Tür wach wird, dämmert es bereits. Farjad hat ein Bier in der Hand und sein Saxophon an einem Gurt um die Schulter. Er gibt Niko einen Zettel.

»*Join us whenever you want*«, sagt Farjad. »*We'll play there the whole night.*«

Leyla Teras, entziffert Niko.

»*This place is magic*«, sagt Farjad. »*You will see.*«

Nachdem Niko geduscht und an der Ecke ein Köfte-Sandwich gegessen hat, macht er sich auf den Weg. Google Maps führt ihn über den Taksim-Platz, wo Tauben auf dem Betonboden um Essensreste kämpfen, an den Anfang der berühmten Istiklal-Straße. Sie leuchtet rot und gelb. Galatasaray ist Meister. Überall laufen und singen Menschen in Trikots mit Bengalos in der Hand. An den Straßenrändern stehen gepanzerte Polizeiwagen. Wahnsinn, wie laut das ist. Niko hat Angst um sein Trommelfell. Aus den leeren Diskotheken pumpen die Boxen ihre Musik nach draußen, und die arbeitslosen Türsteher schauen den Fans traurig beim Feiern zu. Die Adresse auf dem Zettel führt Niko vor ein Wohnhaus in einer Seitenstraße. Die Tür ist offen. Im vierten Stock ist die Bar oben lauter als die Straße unten. Niko hört das Saxophon. Auf dem offenen Klo im Treppenhaus kotzt jemand.

Das Schiebedach der Rooftop-Bar ist geöffnet, Lichterketten mit angemalten Glühbirnen hängen wie ein zweiter Sternenhimmel hoch über der Tanzfläche. Es ist so voll, dass man sich kaum umdrehen kann. Durch die Plexiglasscheiben an der Seite sieht Niko die Hügel mit den Häusern, die überhaupt nicht mehr aufhören, und oben den roten Nachthimmel. Ein zutätowierter Typ mit Nasenring sagt was zu ihm, keine Chance, das zu verstehen. Dann geht es los mit Raki. Wasser und Eiswürfel dazu, die durchsichtige Flüssigkeit wird milchweiß. Farjad spielt sein Instrument, als ginge es um das letzte Bisschen seiner Seele. Seine geschlossenen Augen versinken tief hinten im Schädel. Bei jedem Klang denkt Niko: Genau so gehts mir auch. Genau so. Von irgendwo erreicht ihn ein Joint, und er zieht dran. Als die Wirkung einsetzt, wundert er sich gar nicht mehr darüber, wo er gerade ist und was er macht. Das Gras hat den Kontrolleur in seinem Kopf bewusstlos gehauen und endlich, endlich ist ein bisschen Ruhe.

Um vier macht die Bar zu. Der Hang zum Bosporusufer ist nicht weit. Niko sitzt auf einer Steintreppe und schaut zur beleuchteten Brücke runter. Farjad zeigt auf ein kleines Blumenbeet beim Treppengeländer.

»Why don't men give each other flowers?«, fragt er. *»Makes no sense.«* Er geht rüber und pflückt alles leer.

»For you«, sagt er. Es ist ein prächtiger Strauß. Farjad zündet noch einen Joint an. Niko hat in seinem ganzen Leben noch keine Blumen bekommen. In seinem Kopf nimmt ein Gedanke Gestalt an, ein Satz, er kann ihn hingeschrieben sehen. Er denkt an Sascha, an die vielen Augenblicke, in denen ihm ein Junge gut gefallen hat und er sich dann krampfhaft auf ein Mädchen in der Nähe fixiert hat.

Farjad setzt sich eine Treppenstufe unter ihn und lehnt sich zwischen seine Beine. Er wiegt nicht viel. Seine kurzen schwarzen Haare sind perfekt für seine Kopfform. Niko legt seine Hände auf Farjads Brustkorb und spürt, wie er atmet. Die Scham, die es zuerst verhindert, dass er in der Zärtlichkeit versinkt, bleibt nur kurz. Dann stellt sich ein Gefühl ein, das es nicht oft im Leben gibt, in dem wirklich alles aufgeht im Hier und Jetzt.

»With men, it's all about fucking«, sagt Farjad. *»There are not enough moments like this.«*

Niko streicht mit den Fingern über Farjads Wange, über die regelmäßigen Bartstoppeln. Das warme Licht der Brücke spiegelt sich im Wasser.

In der Budak Residence stehen sie im Flur. Niko erwidert kurz Farjads Kuss, aber dann kommt das Gefühl vom Falschsein wieder hoch, und er sagt *»I'm sorry«* und geht in sein Zimmer. Keine fünf Minuten hält er es aus in seinem Bett. Barfuß schleicht er wieder zurück durch den Flur und ein Stockwerk nach oben. Die Treppe knarzt, und er ist so aufgeregt, als wäre er wieder fünfzehn.

FRANCO

Vier Monate früher. München, keins von den schönen Vierteln.

Franco wäscht sich seine erdigen Hände. Die Pfingstrosen stellt er auf den Küchentisch. Sie duften. Er fährt sich mit dem Handrücken über seine glatte Wange. Seinen Vollbart hat er sich abrasiert, nachdem seine letzte Verabredung ihm gesagt hat: »Sorry, wenn ich komisch wirke, aber ich hab ein bisschen Angst vor dir.« Das ist schon über ein Jahr her. In Francos Schrank steht eine lebensgroße Frau aus Plastik, die er manchmal zur Masturbation benutzt.

Er hört den Regen an die Fensterscheiben prasseln und versucht vergeblich, die Gedanken an Antonella zu verdrängen. An den Moment, als sie endlich ans Telefon gegangen ist. Wie lang ist das her? Dreißig Jahre bestimmt. Der achtzehnjährige Franco stand in einer Telefonzelle am Mittleren Ring in München, in einem Land, das er nicht kannte, umgeben von Schildern in einer Sprache, die er nicht verstand, mit nichts als zwei Telefonnummern in der Tasche, die eine von einem Cousin, bei dem er übernachten konnte, die andere von Antonella. Es regnete durch das undichte Telefonzellendach, und ihre Stimme war alles, was er hören wollte. Und dann die Nacht, in der sie endlich nachgekommen ist. Er hat sie am Bahnhof abgeholt. Nicht seine Schwester, sondern seine Geliebte. In der Nacht haben sie wieder miteinander geschlafen und beschlossen, es niemandem zu erzählen. Sie hatten schöne gemeinsame Jahre, bevor alles den Bach runterging.

Er hat es immer noch nicht übers Herz gebracht, das Foto abzuhängen. Es hängt am Kühlschrank. Antonella lacht und hat ihren Kopf an Francos Schulter gelehnt. Gianna hat Schwimmflügel an und einen Spielzeugdinosaurier in der Hand. Das Bild hängt leicht schief. Er rückt es gerade. Neue Magneten kaufen, denkt er.

In den ersten Jahren in Deutschland hat Franco alles gemacht: Security bei Festivals, Türsteher, Lagerarbeiter, immer wieder Schwarzarbeit bei einer Umzugsfirma. Der Job in der Gärtnerei war seine erste richtige Anstellung, mit Steuern zahlen und allem, und er ist dabei geblieben. Seit siebzehn Jahren ist er jetzt schon Landschaftsgärtner bei Herrn Junghans. Siebzehn verdammte Jahre schon.

Herr Junghans wird sich bald zur Ruhe setzen. Und für Franco besteht die Möglichkeit, den Laden zu übernehmen. Er überlegt seit Monaten, ob er es machen soll. Eigentlich spricht nichts dagegen, außer Francos innerer Rastlosigkeit, die mit jedem Jahr alberner wird, denn wenn man ehrlich ist, wird die Wahrscheinlichkeit, eine Motorradwerkstatt in Miami zu betreiben oder eine Rinderfarm in Paraguay, jeden Tag kleiner.

Die Arbeit eines Landschaftsgärtners kann anstrengend sein, aber oft ist sie auch gestalterisch anspruchsvoll. Zum Beispiel den Gärtnerplatz, also *die* städtische Grünfläche in München, hat Franco dieses Frühjahr mit Tulpen bepflanzt. Ein Kunstwerk auf Zeit, es fängt schon im Moment seiner Entstehung an zu welken, das passt zu seiner Überzeugung, dass nichts für immer ist. An Gott hat er nie geglaubt.

Meistens arbeitet Franco von sieben bis fünfzehn Uhr. Dann legt er sich zwanzig Minuten hin und fährt anschließend zu Ercan's Body Gym.

Ercan's Body Gym liegt gleich beim Schlachthof. Keine fünf Kilometer Luftlinie und doch eine ganze Welt entfernt von Nikos Studio am Ostbahnhof.

Seit bekannt geworden ist, dass eine große Immobilienfirma das Haus gekauft hat und Ercan in ein paar Monaten rauswerfen wird, ist neben dem Schild an der Eingangstür mit roter Farbe an die Wand gesprüht: »INVESTOREN VERPISST EUCH!!«.

Innen riecht es nach Schweiß, nach süßen Proteinshakes in den Geschmacksrichtungen *Peanut* und *Chocolate Chip* und nach Hund, obwohl kein Hund da ist. Wehe, jemand lüftet. Wenn der Wind ungünstig steht und den Schlachthofgeruch rüber weht, wird es eher schlechter als besser. Die Geräte sind aus angelaufenem, früher mal silbernem Stahl und mit dunkelbraunem Leder bezogen, das an den Seiten salzweiß ist, imprägniert mit dem Schweiß von tausend Bodybuildern. Es ist das raumgewordene Gegenteil von einem Elements-, body&soul-, Fitness-First- oder irgendeinem anderen Scheißdrecksstudio für untersetzte Gutverdiener, die einmal im Monat kurz zum Cardio und dann in die Sauna gehen. In der

Umkleidekabine hängt ein handgeschriebenes Schild, auf dem steht: »Der Gebrauch und der Handel mit Steroiden ist im gesamten Bereich von Ercan's Body Gym untersagt!!« Franco hat es selbst geschrieben. Er macht schwarz manchmal Wochenendschichten für Ercan, meist sonntags. Nach seinem Kontrollgang setzt er sich in seinen Campingstuhl, wärmt in einer Spezial-Brotzeitbox Hühnerfleisch mit Reis auf und hängt seinen Gedanken nach.

Es ist Sonntag, acht Uhr fünf. Franco hat gerade seine Tour beendet, Klopapier nachgefüllt, Gewichtsscheiben sortiert, leere Spritzenkanülen im Innenhof in den Restmüll geworfen und sich hingesetzt, als Herbert reinkommt.

»Heil und Sieg, *Dottore.*«

»Hallo, Herbert.«

Herbert ist Frühaufsteher, dauerhaft krankgeschriebener Fernfahrer und Arier der x-ten Generation. Er begrüßt ausdauernd die gesamte Belegschaft des Body Gym mit »Heil und Sieg«.

Francos Spitzname im Studio ist *Dottore*, seit er Madame, Severins Pudel, das Leben gerettet hat. Severin ist ein HIV-positiver, platinblonder Raver, der in neonfarbenen Hotpants trainiert und bei dessen Anblick regelmäßig Herberts Gesichtszüge entgleisen vor lauter sexueller Verwirrung. Madame hat vor Jahren direkt vor dem Eingang von Ercan's Body Gym einen vergifteten Köder gefressen und Franco hat das allererste Anzeichen gesehen: Unruhe im Blick.

Neben der Arbeit als Landschaftsgärtner und den Schichten im Body Gym hat Franco noch einen dritten Job, bei dem er ein gutes Auge für Tiere entwickelt hat. Bei Franco bekommen Tierliebhaber unter der Hand fast alles: Hundewelpen, Katzenbabys und Goldhamster, aber auch seltene Singvögel, Reptilien und je nach Budget auch Großkatzen.

Im Keller von Ercan's Body Gym ist neben der Umkleide, den Duschen und dem Beinbereich auch der Spiegelraum. Seit Franco für Strongman-Wettbewerbe trainiert, hat sich sein Körper verändert. Er hat immer noch die charakteristische, spitze Bodybuilder-Nase, aber sein Gesicht ist aufgeschwemmt und sein Körper hat weniger scharfe Konturen. Das Fett, das er angesetzt hat, braucht Franco als Pufferzone für die Traktoren, die er zieht, und die Steine, die er wirft. Momentan wiegt er 172 Kilo, 10 Kilo müssen noch drauf.

Essen ist oft eine Qual. Die Mengen, die er braucht, kann er sich manchmal nur mit äußerster Überwindung und unter dauerndem Würgereiz zuführen. Aber er nimmt es in Kauf. *Germany's Strongest Man.* Seit Franco dieses Ziel für sich formuliert hat, lebt er so zielstrebig wie nie zuvor. Essen mit genauen Kalorienwerten zu genauen Uhrzeiten, Trainingsplan, zehn Wettbewerbe im Jahr, um die er sein Leben herumstrukturiert. Wenn man mal alles durchgeplant hat, muss man kaum noch nachdenken.

Heute steht der *Monster Energy Bash* an, ein Regional-Event. Für Franco ein willkommener Trainingswettkampf.

»Viel Glück, Dottore«, wünscht Steve, der zusammen mit Franco das Body Gym verlässt. »Komm doch mal bei mir auf nen Kaffee vorbei.« Das ist ein Running Gag zwischen den beiden, seit Steve mal auf Francos Rat hin eine zweitägige Kaffeekur gemacht hat, um vor einem Senioren-Bodybuilding-Wettbewerb seinen Körper zu entwässern. Die hat ihm solche Magenprobleme bereitet, dass er nicht mehr aus dem Bett gekommen ist. Franco hat drei Tage für ihn eingekauft, hauptsächlich Zwieback und Kamillentee. Steve ist ein ehemals erfolgreicher Comedian, den man vielleicht aus der Sat-1-Fernsehshow *Car Wash* kennt. Er hat schon länger keinen Erfolg mehr und zeitweise in seinem nicht sehr gut gewaschenen Auto gewohnt. Mittlerweile lebt er in einer schwulen Single-WG in der Müllerstraße, direkt über der berühmten Bar Rendezvous.

Franco setzt sich in seinen Kastenwagen und macht sich auf den Weg ins Voralpenland. Ort des Wettkampfs ist eine geräumige Autowerkstatt auf dem Gelände eines heruntergekommenen Bauernhofs, der früher mal ein beliebtes Urlaubsziel war und heute in seinen maroden Zimmern Arbeiter aus dem Osten beherbergt, die schwarz in Pflegeheimen oder auf dem Bau arbeiten. Die ungefähr sechzig Zuschauer, die mit ihren halb zu Tode getunten Autos aus den umliegenden Dörfern gekommen sind, nehmen Platz und beißen in ihre Hot Dogs.

Dann kommen die *Strongmen*, einer nach dem anderen, und schleppen sich auf ihre Startpositionen. Der Einmarsch der Elefanten, man würde sich nicht wundern, wenn die Szene mit Blasmusik unterlegt wäre. Stattdessen kommt aus einer übersteuernden Box ein Lied der Metal-Band *Slayer*. Jeder Einzelne der Männer sieht aus, als würde er jeden Moment unter seinem eigenen Gewicht zusammenbrechen. Man hört ungesundes, rasselndes Schnaufen.

800 Euro Preisgeld winken für den ersten Platz. Heute wird Franco im Kreuzheben die 360 Kilo versuchen, nicht genug, um wirklich auf einem professionellen Level konkurrenzfähig zu sein, aber genug für heute. Als er aufgerufen wird, versucht er, in den Tunnel zu kommen und den Gedanken zu verdrängen, dass viel mehr möglich wäre. Wenn er nur eine Saison lang mal unter vernünftigen Bedingungen trainieren könnte.

Er ist jetzt fünfundvierzig und wer weiß, wie lange das alles noch gutgeht. Noch hält Francos Wirbelsäule. Noch halten die Schultern. Für die Knie nimmt er Tabletten. Jetzt ist er dran. Die Anstrengung verformt seinen Kopf. Die Zuschauer atmen erschreckt auf, weil er schlimm aussieht. Er blendet sie aus. Dann hebt er die 360 Kilo im ersten Versuch, das sind 20 Kilo mehr als sein persönlicher Trainingsrekord. Wieder platzt irgendwas in seinem Kopf, während er die Stange die erforderlichen zwei Sekunden oben hält, seine Augenränder laufen rot an. Später unter der Dusche erbricht er sich. An die Siegerehrung kann er sich schon im Auto nicht mehr richtig erinnern. Die 800 Euro liegen in Fünfzigern auf dem Beifahrersitz. Hinlegen, er will sich einfach hinlegen. Nur noch ein kurzer Stopp bei Oberländer.

Die Tür geht erst nur einen Spalt auf. »Ich bin's«, sagt Franco.

Oberländer hat eine Kippe im Mund und trägt sein Hawaiihemd offen, darunter Bauchhaare. Er ist außer Atem vom Weg zur Tür und röchelt wie ein falsch betanktes Auto. Rechts neben der Tür steht ein randvoller Spucknapf. Im Hintergrund kriecht Oberländers Madagaskar-Schildkröte den Flur entlang. Seine Mutter, mit der Oberländer zusammenwohnt, schreit etwas Unverständliches aus der Küche.

»Gleich, Mama«, krächzt Oberländer. Dann wechselt er in einen geschäftigen Tonfall.

»Franco, tut mir leid, aber du musst zweihundert drauflegen. Transport war teuer. Dafür kriegst du ein Prachtexemplar.«

Er holt den Käfig. Die Abdeckung, ein fleckiges Geschirrtuch, lüftet er mit großer Geste.

»Schau, das Seidenschwanzerl.«

Der filigrane Vogel mit dem roten Backengefieder gibt einen klirrenden Laut von sich. Franco gibt Oberländer ein paar Geldscheine.

»Aber was ist mit den Transportkosten«, meckert Oberländer, nachdem er gezählt hat. »Es war riskant!«

»Ist nicht mein Problem«, sagt Franco. Oberländer windet sich, weiß aber, dass er den Vogel an niemanden sonst los wird und schluckt mühsam seinen Hass runter. »Vonmirauswassolls«, nuschelt er.

»Und lüfte mal, oder willst du, dass dein Zoo erstickt«, sagt Franco zum Abschied. Oberländer denkt nicht dran und knallt die Tür zu, damit nicht noch mehr Luft aus dem Gang den schönen Nikotinpegel in seiner Wohnung senkt. Bevor die Tür zufällt, bildet sich Franco für einen kleinen Moment ein, dass er im Hintergrund einen Pinguin durch den Flur watscheln sieht. Vielleicht war es aber auch nur Oberländers Mutter. Francos Augen werden immer schlechter.

Der Seidenschwanz auf dem Beifahrersitz gibt klirrende Laute von sich und hüpft aufgeregt auf und ab. So ein Vogel überlebt die Gefangenschaft keine drei Wochen.

Amelia aus dem Body Gym hat den Vogel bestellt. Sie will ihn zusammen mit ihrer Tochter freilassen im Wald, als Geburtstagsgeschenk. Amelias Schultern werden immer breiter und die Stimme immer tiefer von den Steroiden. Sie arbeitet seit zwölf Jahren im Schlachthof, als sage und schreibe einzige Frau, die *Süddeutsche Zeitung* hat im Lokalteil mal einen Artikel über sie gebracht.

Der Vogel flattert hilflos mit den Flügeln. »Morgen ist Geburtstag«, sagt Franco. »Dann geht's wieder ab in die Freiheit.«

NURA

Der chemische, bittere Geschmack hängt ihr noch einen Moment lang im Rachen. Kurz verzieht sie das Gesicht, aber dann legt sich der Schalter um, und plötzlich versteht sie die Musik um sie herum, die sie bis eben noch unerträglich fand. Die vorhin noch penetrant quietschenden Höhen verschmelzen jetzt perfekt mit dem Bass, der Rhythmus bestimmt ihren Pulsschlag. Sie ist gut drauf, aber die Synapsen, die es noch nicht erwischt hat, sagen: »Mein Gott, bist du albern. Schau dich an, wie du *es fühlst.*« Aber mit jeder neuen Melodie aus den Boxen werden sie leiser, und irgendwann halten sie endlich den Mund.

Nach ein paar Stunden wird ihr schwarz vor Augen. Vergessen zu trinken. Sie geht aufs Klo. Es ist eine Unisex-Toilette. Ein Typ mit schwarzem Netzhemd und Nasenring scheint sie mit jemandem zu verwechseln und redet auf sie ein. »Nachdem Johnny kollabiert ist, haben sie die Waschbecken tiefer gemacht, damit man besser Wasser nachfüllen kann. Warum muss dafür erst einer kollabieren? Die wissen doch, dass man oft nachfüllen muss, wenn man drauf ist«, sagt er. Nura stimmt ihm zu, aber das interessiert ihn gar nicht. Vor dem Spiegel fährt er sich mehrmals konzentriert über seine Augenbrauen und verschwindet dann wieder in der Menge. Nura wäscht sich mit Wasser das Gesicht ab und schaut in den Spiegel. Seitdem ihr Glätteisen den Geist aufgegeben hat, trägt sie ihre Haare wieder im Afrolook. Sie sieht damit jünger aus als fünfunddreißig, und mindestens zweimal am Tag wollen fremde Leute *mal anfassen*. Sie fährt sich über die dunklen Linien unter den Augen, geht einen Schritt zurück, um sich als Gesamtkonzept zu betrachten. Rotes Top mit gelbem Rand, weiß-rot-orange-blau-gestreifte Kniestrümpfe, ein Seventies-Rollerdisco-Girl. Ein Farbsprengsel in einer trägen Masse aus schwarzen T-Shirts. Nura ist zufrieden. Als sie sich umdreht, geht die Tür auf. Und plötzlich steht Sascha direkt vor ihr.

»Ach du Scheiße«, sagt sie.

»Was?«, schreit er.

»Wollen wir kurz raus?«, schreit sie.

Die Sonne geht gerade auf. Nura setzt sich neben Sascha auf den Bürgersteig. Sie nimmt seinen Geruch wahr. Frisch gewaschene Wäsche. Seine Haare sind immer noch so lockig und voll wie früher. Er hat schon ein paar Falten um die Augen und ein paar graue Haare an den Schläfen. Sein Gesicht hat nichts Kindliches mehr.

»Ein Mann bist du geworden«, sagt sie.

»Schön siehst du aus«, sagt er. »Bunt.«

»Dem grauen Erwachsenenleben was entgegensetzen«, sagt sie.

Dann schweigen beide kurz. Wie fängt man an? Nura schaut nach vorn und sieht, wie die ewig Suchenden nach und nach aus dem Club in den neuen Tag strömen.

Ein paar von ihnen holen sich jetzt einen Filterkaffee beim Bäcker und setzen sich noch mal kurz ans Flussufer, die anderen kämpfen in der U-Bahn gegen ihre Übelkeit, und irgendwann legen sich alle ins Bett und ruhen sich kurz aus.

Sascha schnippt seine Kippe weg und zieht Nura zu sich. Es fühlt sich sofort gut an.

»Was machst du jetzt noch?«, fragt er.

»Ich muss heute arbeiten«, sagt sie. »Es ist Dienstag.«

»Was arbeitest du denn?«

»Ich bin professionelle Flirterin.«

»Glaub ich dir nicht. Darin warst du schon immer viel zu schlecht.«

»Was machst du denn so?«

»Ich bin Wissenschaftler.«

»Glaub ich dir auf keinen Fall, dafür warst du immer schon viel zu dumm.«

Sie nimmt ihn mit zu sich nach Hause. Muss keine große Sache sein, denkt sie. Der Sex ist unbeholfen, und keiner der beiden hat einen Orgasmus, aber die Stimmung danach ist nicht komisch.

»Weißt du was?«, sagt Sascha, »das war unser erstes Mal.«

»Ich hab damals schon gesagt, ich brauch noch Zeit«, sagt Nura. »Ungefähr noch zwanzig Jahre.«

Er lacht.

»Unglaublich, dass wir uns in der ganzen Zeit kein einziges Mal über den Weg gelaufen sind«, sagt sie.

»Ich war eine Zeitlang weg«, sagt Sascha. »Bei mir zu

Hause ist viel passiert, und ich musste raus. Hab ein paar Straßen gebaut in Afrika.«

»Afrika ist groß«, sagt Nura.

»Äthiopien, in der Nähe von Addis Abeba.«

»Schön da?«, fragt sie.

»Hab mir ein fieses Magenbakterium eingefangen, sonst war's gut.«

»Weißt du, dass ich mit Niko zusammen war?«

Aus seiner Miene liest sie sofort, dass er das nicht wusste.

»War lange nach uns«, sagt sie sofort. »Auch nach der Sache. Wir sind uns über den Weg gelaufen, als wir beide schon studiert haben.«

Sascha sagt nichts.

Zehn Jahre waren wir zusammen, fügt Nura in Gedanken hinzu. Zehn verdammte Jahre.

Sascha ist neben ihr eingeschlafen. Nura schaut ihn an. Ein Teil von ihr zweifelt an dem Realitätsgehalt dieses Anblicks. Man bildet sich ja alles Mögliche ein, wenn man was genommen hat. Ihre Nase kitzelt. Ende April. Die Allergie erwacht aus dem Winterschlaf. Nachdem sie mehrmals in ihr Kissen geniest hat, wandert ihr Blick von Sascha zur Wand, weiter zum Fenster, zu dem blühenden Baum, der sie die kommenden Tage um den Schlaf bringen wird, wieder zurück zur Wand und zur laut tickenden Uhr, die sie schon hundertmal wegwerfen wollte, weil das präzise Tick-Tack beim Voranschreiten des Zeigers immer zu sagen scheint: Schlaf besser schnell ein. Deine Zeit läuft ab. Aber es ist das einzige Erbstück ihres Vaters. Normalerweise erbt man, wenn jemand tot ist. Nuras Vater lebt noch. Mehr weiß sie nicht. Ihre Mutter weigert sich, von ihm zu erzählen. Die beschissene Plastikuhr in der Form des afrikanischen Kontinents ist die einzige Behauptung seiner Existenz in Nuras Leben. Der große Zeiger steht bei Südafrika, der kleine ungefähr bei Ghana. Es ist halb zehn. Nura legt die Hand auf Saschas Wange. Er wacht auf.

»Ich muss jetzt arbeiten«, sagt sie.

»Okay«, sagt Sascha. Er schreibt seine Nummer auf einen Zettel. »Nur, wenn du willst«, sagt er.

Kurz bevor er geht, sagt er: »Schön, dass wir uns getroffen haben.«

Nura legt sich wieder hin, dreht sich noch mal um, aber an Schlaf ist nicht mehr zu denken. Als der kleine Zeiger sich Tunesien nähert, quält sie sich aus dem Bett. In ihrem Kopf hämmert das Echo der letzten Nacht. Die MDMA-Euphorie hat sich in einen Brei aus dickflüssigen Botenstoffen verwandelt. *Borrowing the happiness from tomorrow*, da ist was dran. Nura setzt sich an den Schreibtisch und umklammert die Teetasse. Nach einer Weile beginnt der Rücken wieder zu schmerzen. Dieses verfickte Älterwerden. Bis vor zwei Jahren hat Nura Rückenschmerzen für einen Mythos gehalten. Jetzt weiß sie: *The struggle is real.* Um ihre Wirbel wieder zu sortieren, geht sie auf und ab, hüpft, legt sich auf den harten Fußboden. Während sie versucht, ihr blockiertes Iliosakralgelenk zu lösen – ein Bein anwinkeln, das andere über die Hüfte nach außen drehen, halten –, denkt sie über Sascha nach.

Er ist immer ein bisschen einschüchternd gewesen damals. Ein bisschen zu ernsthaft, ein bisschen zu ruhig, ein bisschen zu verständnisvoll. Nura hat immer das Gefühl gehabt, dass er sich mit Dingen beschäftigt, mit denen man sich in seinem Alter nicht beschäftigen sollte. Bei dem Gedanken bekommt sie das merkwürdige Gefühl, sich vor ihm beweisen zu müssen. Schau, ich bin auch erwachsen geworden. Mein Rücken tut weh. Ich weiß jetzt auch ein bisschen was vom Leben.

Nura will Schriftstellerin sein, so lange sie denken kann. In der Fiktion findet sie oft mehr Wahrheit über sich als in ihrem echten Leben. Schreiben ist für Nura die absolute Gegenwart. An den schönsten Tagen erreicht sie einen sogartigen Zustand, in dem die Sorgen, die Wut und die Rückenschmerzen sich in Luft auflösen. Sie hofft, dass sie irgendwann ein bisschen Erfolg haben wird. Gerade so viel, dass sie nie wieder sagen muss: Nura, nicht Nora.

Eine Sammlung von Kurzgeschichten, die sie nachts geschrieben hat, hat sie bei mehreren Verlagen eingereicht. Eine Antwort hat sie noch nicht bekommen. Sie vermutet, dass es daran liegt, dass ihre Texte zu wenig Haltung oder politische Relevanz haben. Gerade von einer Autorin mit ihrer Biografie wird das erwartet. Der Identitätskonflikt, lebenslange Rassismus- und Ausgrenzungserfahrungen, das sei doch ein unerschöpflicher Quell der Inspiration und außerdem gerade sehr *en vogue*. Nura interessiert das aber nicht. Ihr Problem ist, dass sie bisher noch nicht herausgefunden hat, welches Thema ein ganzes Buch tragen könnte. Vielleicht müsste sie insgesamt einfach mehr lesen, um besser ins Schreiben zu kommen. Die Wahrheit ist, dass Nura im letzten Jahr nur drei Bücher gelesen hat, sie kennt keinen einzigen Klassiker. Immerhin geht das, was sie beruflich macht, ungefähr in die richtige Richtung. Sie verdient Geld fürs Schreiben und denkt sich was aus.

Der Einfachheit halber könnte man sagen: Es gibt zwei Typen von Menschen, die Nuras Dienste in Anspruch nehmen. Typ eins ist nicht gut mit Worten. Im Grunde kein aussichtsloser Fall, aber schlecht in Selbstvermarktung und Formulierungen. Man unterschätzt ja, was alles zum Flirten dazugehört, vor allem online, wenn Körpersprache, Geruch und Spontanität wegfallen, wenn also der Zufall wegfällt. Dann braucht man einen Plan. Typ eins ist häufig nicht nur planlos, sondern auch einfach zu schüchtern. Obwohl er sicher sein kann, dass das Gegenüber interessiert ist, kann Typ eins sich einfach nicht überwinden, den ersten Schritt zu tun. Wenn er es nach ewigem Hin und Her doch mal versucht, dann so verkrampft und unnatürlich, dass meistens nicht mal mehr eine Antwort kommt. Dann verfällt Typ eins langsam in eine Schockstarre, und schließlich wird der Leidensdruck so groß, dass Nura ins Spiel kommt.

Typ zwei ist häufiger. Kernmerkmal: keine Zeit. Typ zwei verdient gut, ist Effizienz und Erfolg gewöhnt und hat im Verlauf seiner Karriere gelernt, zu delegieren. Auch im Liebesleben, gerade da. Typ zwei ist häufiger als Typ eins interessiert an einem Seitensprung oder einem anderen unverbindlichen Arrangement. Das Premium-Paket von Nuras Agentur ist speziell auf Typ zwei zugeschnitten: Es garantiert zwei Dates pro Monat (andernfalls: Geld zurück) und ist nicht viel teurer als die Mitgliedschaft in einem hochwertigen Fitnessstudio (knapp 200 Euro).

Nura arbeitet meistens auf den herkömmlichen Plattformen Parship und Elitepartner, aber auf Wunsch auch auf Tinder, Bumble, Grindr, egal wo. Für einen älteren Herrn namens M. hat sie einmal sogar eine Kontaktanzeige für das *ZEITmagazin* verfasst.

> Meine Ehe: eine über die Jahre gewachsene tolle Partnerschaft – Erotik: null. Da bin ich doch nicht der/die Einzige, dem es so geht. M., 72, sucht Frau in vergleichbarer Situation für altmodische Affäre.

Was aus Herrn M. geworden ist, weiß Nura nicht. Sie muss immer noch manchmal an ihn denken. Obwohl sie damals – gar nicht so sehr wegen eines persönlichen ethischen Konflikts, mehr aus einem bürgerlich-moralischen Pflichtgefühl heraus – ein schlechtes Gewissen hatte, Herrn M. dabei zu helfen, seine Frau zu betrügen, war sie doch erfreut darüber, wie viele Mails von Frauen – teilweise fast genauso alt wie Herr M. – jeden Tag eingegangen sind. Und die Vorstellung davon, dass manche Menschen bis ins hohe Alter hinein noch eine Form der Leidenschaft ausleben, hat ihr ein bisschen Hoffnung zurückgegeben. Klar hat sie von älteren Frauen gehört, die das Ende der Libido als Befreiung wahrgenommen haben, aber so ein bisschen Sex im Alter könnte sie sich schon vorstellen. Sie stellt es sich zärtlicher und humorvoller vor. Weniger verkrampft und von der Vorstellung getrieben, dass der Sex, den man hat, Teil einer Selbstverwirklichungsmission ist.

Am Anfang läuft es immer gleich: Nura bietet allen Interessierten ein kostenloses, unverbindliches Kennenlerngespräch an und erklärt ihre Arbeitsweise. Profilschärfung, Kontaktaufnahme, Date-Vermittlung. Natürlich nicht in diesen Worten. Die Leute buchen ja keinen Abendkurs in Betriebswirtschaftslehre. Das Kennenlerngespräch findet immer in den Büroräumen der Agentur statt. Sie zieht sich eine cremefarbene Bluse an, eine Jeans und einen grauen Mantel, ein halbwegs seriöses Outfit, und läuft die zwanzig Minuten zum Büro zu Fuß.

Beim Gehen schaut sie sich das Instagram-Profil des neuen Kunden an, den sie gleich treffen wird. Ein Hüne. Tätowierter Schriftzug auf dem Hals und Tränentattoo unter dem rechten Auge. Auf seinem einzigen Foto ist er mit seiner Tochter zu sehen. Sie trägt Schwimmflügel. Seine Hand liegt auf ihrem Kopf wie ein schützendes Dach. Nur ein paar lange braune Haarsträhnen, die am linken Bildrand über seine Schulter fallen, lassen erahnen, dass eine Frau aus dem Bild geschnitten wurde.

FRANCO

Seit er in schlaflosen Stunden ein bisschen gegen die Stille in seiner Wohnung und den Druck in seiner Brust angegoogelt und sich durch ein paar Seiten geklickt hat, bekommt Franco häufig Werbung für eine Agentur angezeigt, die Hilfe beim Onlinedating anbietet. Eine Art Ghostwriting.

Franco kennt die Apps, die heute alle benutzen, er hat sogar Tinder ausprobiert, aber er hat es nicht verstanden. *Hilfe beim Onlinedating.* Obwohl er weiß, dass er sie braucht, wehrt er sich dagegen. Es klingt für ihn wie eine Stufe vor der Hilfe beim Aufs-Klo-Gehen.

Als er zum ersten Mal ein schlechtes Gewissen hat, als er seine Sexpuppe zurück in den Schrank stellt, nicht dem lieben Gott, sondern der Puppe gegenüber, weil es im Schrank so stickig und dunkel ist, weiß er, dass sich dringend etwas ändern muss.

Er schaut sich die Preislisten der Ghostwriting-Agentur an. Viel zu teuer, wer zahlt denn das? Wütend schaut Franco ins Impressum. Da steht eine Mail-Adresse. In einer schlampig verfassten Nachricht teilt er der Agentur mit, dass niemand diesen Wahnsinnspreis zahlen würde. Und er schon gar nicht.

Keine zwei Stunden später ist eine geschäftstüchtige

Antwort mit einem Rabattangebot und einem Terminvorschlag für ein Kennenlerngespräch in seinem Postfach. Als Franco seine Zusage absendet, fragt er sich, ob er gerade auf irgendwas reingefallen ist. Was solls, wäre nicht das erste Mal, denkt er, als er seinen Kopf auf sein überteuertes und sagenhaft unkomfortables Kissen aus Memory-Schaum der neuesten Generation legt. Letzte Woche war der große Kissen-Sale beim insolventen Matratzenhändler gegenüber.

Als es Zeit wird, hat Franco ein mulmiges Gefühl. »Jetzt gilts«, sagt er laut, während er sein bestes Paar Socken anzieht. Es dauert ewig, bis Franco das Büro findet – ein ein kleiner Raum in der ehemaligen Großmarkthalle. *Agentur Friedrichs* steht in Handschrift auf einem Zettel an der Tür. Die Ghostwriterin sitzt an einem vollgestellten Schreibtisch, überall im Raum sind Bücher. Aus dem Fenster sieht man das Heizkraftwerk.

»Sind Sie Frau Friedrichs?«, fragt Franco.

»Genau. Und Sie sind Herr Cristofaro, nehme ich an? Setzen Sie sich doch.«

Franco setzt sich vorsichtig auf einen hübschen Holzstuhl. Er hält. Franco schwitzt. Er hat einen Rollkragenpullover angezogen, um das Tattoo auf seinem Hals zu verdecken.

Frau Friedrichs holt ein Wasser aus einem kleinen Kühlschrank in der Ecke. Ihre Afrofrisur ist ähnlich spektakulär wie ihr Mund. Sie trägt roten Lippenstift. Er kann nicht sagen, wie alt sie ist.

»Sie müssen nichts erzählen, was Sie nicht erzählen

wollen«, sagt sie. »Es gibt einen Fragebogen, den können Sie in Ruhe zu Hause ausfüllen. Was ich jetzt versuche, ist, ein Gefühl für Sie zu bekommen, wer Sie sind und welche Wünsche Sie haben. Also vielleicht erzählen Sie mir ein bisschen von sich.«

»Duzen, bitte«, sagt Franco. »Ich heiße Franco.«

»Nura«, sagt Nura. »Dann erzähl mal, Franco. Was wünschst du dir?«

»Weiß nicht«, sagt Franco und stellt fest, dass er es nicht einsieht, sich zu offenbaren, ohne dass sie auch ein bisschen was preisgibt. Er fragt zurück: »Was wünschst du dir denn?«

Nura sagt: »Um mich soll es hier nicht gehen.«

»Warum nicht?«, sagt Franco.

»Ich bin nur die Ghostwriterin. Ich schreibe ja für dich, deswegen ist es wichtiger, dass ich dich kenne als dass du mich kennst. Dafür musst du mir ein bisschen was erzählen.«

»Unfair«, sagt Franco.

»Störts dich, wenn ich eine rauche?«, fragt Nura.

Stört ihn nicht. Sie setzt sich ans Fensterbrett und Franco erzählt ein bisschen was. Weil es am einfachsten ist, fängt er am Anfang an. Bei Antonella. Nicht bei Antonella, seiner Schwester, sondern bei Antonella, seiner großen Liebe. Er erzählt von seiner Tochter Gianna. Von der Trennung. Von seinem Ziel, der stärkste Mann Deutschlands zu werden. Und von seinem Wunsch, nicht für den Rest seines Lebens am Abend in eine leere Wohnung zurückzukehren.

Nura hört zu und raucht ungefähr eine Zigarette pro

zehn erzählte Lebensjahre, und Franco ist froh, dass sie die meiste Zeit aus dem Fenster schaut und nicht zu ihm.

»Eine Frage hab ich noch«, sagt Nura am Schluss. »Du musst sie nicht beantworten, wenn du nicht willst.«

»Okay«, sagt Franco.

»Wovor hast du am meisten Angst?«

Angst, denkt Franco. Angst haben nur die, die zu viel Zeit zum Nachdenken haben. Mit der Frage kann er nichts anfangen.

Nura schaut ihn an. Dann spricht er etwas aus, von dem er glaubt, es würde sein Gegenüber zufriedenstellen. Und erst später, viel später, begreift er, dass es die reine Wahrheit war.

»Wenn jemand meiner Tochter was antut«, sagt er, »und ich bin nicht da, um sie zu beschützen. Davor hab ich Angst.«

NURA

Dieser Italiener war der spannendste Typ, der sich je in ihr Büro verlaufen hat. Eine literarische Figur. Interessant genug für ein ganzes Buch. Sie konnte kaum zuhören, bei dem, was er ihr alles erzählt hat, weil sie in Gedanken schon an der Geschichte mit ihm als Protagonisten geschrieben hat.

Sie spielt in dessen Jugendzeit in der harten Wirklichkeit Süditaliens und endet offen mit der Flucht des Italieners nach Deutschland. Das Textfragment schickt Nura an die Agentur für Literatur, in deren Kartei sie seit ein paar Monaten ist.

Als sie die Mail abgeschickt hat, kündigt das Messenger-Geräusch ihres Firmen-Smartphones Arbeit an. Eine Frau namens Jamila schreibt auf Tinder eine Nachricht an Franco.

»Na, starker Mann? Ich sags gleich, weil du findest es sowieso raus. Es ist nicht easy mit mir. Ich bin noch bis zum Wochenende auf Reha, es ist nicht das erste und bestimmt nicht das letzte Mal. Wenn wir uns treffen, darf ich nichts trinken. Essen jeder Art ist auch grundsätzlich schwierig, aber ich geb mir Mühe. Sexmäßig wird erst mal nichts laufen. Lust, mich zu treffen?«

Klingt, als könnte es passen zwischen den beiden.

Nura hat keine Mühe, den richtigen Ton zu finden. Sie schreibt: »Wenn du dein Essen nicht schaffst, kein Problem, ich hab meistens Hunger für zwei. Trinken tue ich auch nichts, verträgt sich schlecht mit den Steroiden. Im Restaurant werden uns alle anschauen. Egal, wo wir hingehen, werden die Leute uns anschauen. Wenn das passt für dich, würd ich einen Tisch beim Italiener reservieren.«

»Klingt gut«, antwortet Jamila. »Ich kann nicht versprechen, dass ich gut drauf sein werde.«

»Wer kann das schon?«

3

Anders als an Land haben Pinguine im Wasser viele Feinde, zum Beispiel Seeleoparden, Orcas oder Haie. Daher kommt die Angst der Pinguine vor dem Gang ins Wasser. Bevor sie losschwimmen, nähern sie sich in kleinen Gruppen dem Ufer, zögerlich, offensichtlich jeder mit dem Wunsch, nicht der erste sein zu müssen, der das Meer betritt. Sobald ein einzelner schließlich genug Mut gefasst hat und ins Wasser springt, folgen alle anderen nach.

FRANCO

»Das ist schon ne Weile her, Kumpel. Schon ne Weile her«, wiederholt Franco immer wieder vor dem Badezimmerspiegel.

Er hat nur ein einziges Hemd. Eine Sonderanfertigung in Übergroße, hellgrau. Er legt seine Armbanduhr an, dann wieder ab, dann wieder an. Mit Haarspray festigt er seinen Scheitel, was er sonst nie tut, und rubbelt dann das Spray mit dem Handtuch wieder raus. Dann füttert er die Katze und geht los.

Auf dem Weg geht er noch beim Blumenladen vorbei, den er sonst beliefert. Er kommt zeitgleich mit seinem Chef Herrn Junghans an, der die Tageslieferung bringt.

»Franco, Sie haben sich aber schick gemacht. Wusste gar nicht, dass Sie ein Hemd besitzen.«

»Verabredung«, sagt Franco.

Herr Junghans holt einen prächtigen Strauß Pfingstrosen aus dem Auto. »Das sind die Schönsten, die Sie kriegen können.«

Er hat nie aufgehört, Franco zu siezen. Von seiner Sorte gibt es nicht mehr viele. Franco tut sich schwer mit dem Danke sagen.

»Sind schön«, sagt er und schaut in den Strauß.

Er kommt sich vor wie ein sehr einparfümierter Sohn, der vom Vater zum Abschlussball verabschiedet wird, als Herr Junghans sagt: »Viel Erfolg.«

Franco biegt gerührt um die Ecke. Direkt dahinter fängt er an zu joggen, weil er seine Verabredung nicht warten lassen will. Fünf Minuten zu früh kommt er schnaufend an. Immer wieder kontrolliert er im Restaurantfenster, wie er aussieht. Bei jeder Kontrolle kommt er sich alberner vor mit seinem Hemd und seinem Strauß Blumen. Kurz bevor Jamila fünfundzwanzig Minuten zu spät auftaucht, wirft er die Blumen in den Müll.

»Hey, na? Sorry, mein Zug hatte Verspätung«, sagt Jamila. Ihre lockigen schwarzen Haare glänzen vom Sprühregen, der gerade eingesetzt hat. Ihre Augen sind durchdringend grün, und Franco fragt sich, ob sie vielleicht farbige Kontaktlinsen trägt.

»Wo kommst du her?«, fragt er.

»Vom Bahnhof. Bin richtig hergerannt«, sagt sie erholt und kein bisschen außer Atem.

»Nein, ich meine aus welchem Land«, sagt Franco.

»Was ist das denn für eine Scheißfrage?«, sagt Jamila.

»Sorry, war nicht blöd gemeint. Ich komm aus Italien«, sagt Franco.

»Libanon«, sagt sie.

»Wo die Zedernbäume wachsen?«, fragt Franco. »Ich arbeite in einer Gärtnerei.«

»Ich weiß«, sagt Jamila, »hast du doch geschrieben«.

Vorsichtig sein, denkt Franco.

»Schön, dich kennenzulernen«, sagt er.

»Folgendes«, sagt Jamila, »können wir einfach komplett ehrlich reden? Karten-auf-den-Tisch-mäßig?«

»Okay, ich versuchs«, sagt Franco. »Aber erst mal Tisch, dann Karten.« Überrascht von seiner eigenen Schlagfertigkeit weist er Jamila den Weg zum reservierten Platz.

Noch im Hinsetzen fragt Jamila:

»Wie viele Tinder-Dates hattest du diese Woche?«

»Keines.«

»Diesen Monat?«

»Keines.«

»Dieses Jahr?«

»Zwei oder drei«, sagt Franco. Ehrlich wäre gewesen: Keines. Er hat den Tinder-Account nicht mal selbst eingerichtet, das hat Nura für ihn gemacht, inklusive Fotoshooting.

»Ich hatte ungefähr fünfunddreißig, nie mit demselben Mann«, sagt Jamila. »Normalerweise wären es mehr gewesen, aber ich war zwei Monate in der Klinik, das hat meinen Schnitt ein bisschen gedrückt.«

»Das ist ja viel«, sagt Franco und äfft sich selbst im Kopf nach. *Das ist ja viel.* Meine Güte. Der Kellner kommt, um die Bestellung aufzunehmen.

»Ich nehme das Rumpsteak mit Kartoffelgratin«, sagt Franco. Zu Hause hatte er schon ein vollwertiges Abendessen, damit er hier nicht zwei Portionen bestellen muss.

»Für mich den Lachs mit Ofengemüse«, sagt Jamila und registriert innerlich, dass sie unbedingt will, dass der Kellner sie heiß findet. Sie wirft ihm einen routinierten Fick-mich-Blick zu, genau so lange, dass sowohl der Kellner als auch Franco sehen und verstehen, welche Art Energie hier im Raum ist. Dass sie Essen bestellt, ist ein Wagnis, das an einen Offenbarungseid grenzt, und sie will, dass Franco das auch versteht.

»Willst du nicht wissen, warum ich in der Klinik war?«, fragt Jamila, während sie mit der Gabel das Gemüse auf ihrem Teller nach Farben sortiert. Franco merkt, dass er schlingt, hält kurz inne, reduziert seine Kau-Geschwindigkeit auf zwei Kauer pro Sekunde und sagt, als er mit größtmöglicher Grazie runtergeschluckt hat, wahrheitsgemäß: »Nicht wirklich.«

Jamila schneidet sich ein kleines Stückchen Lachs ab. »Ich sags dir trotzdem. Ich hab eine Essstörung. Von den fünfunddreißig Dates bist du das erste im Restaurant, ich hoffe, du weißt das zu schätzen. Alle anderen hab ich direkt nach Hause eingeladen, aber das war nicht annähernd so intim wie das hier«, sagt sie und zeigt auf die Gabel, während sie sie zum Mund führt. »Das hier«, sagt sie kauend und zeigt auf ihren Mund, »findet normalerweise unter Ausschluss der Öffentlichkeit statt«.

Franco ist froh, dass Jamila so viel redet. Gleichzeitig irritiert es ihn, dass sie andauernd zum Kellner schaut.

»Du trainierst viel, hm?«, fragt sie. »Gut, dass wir uns in der Öffentlichkeit treffen, zu Hause hätte ich dich nicht einfach so reingelassen, so wie du aussiehst.«

»Ja, kann ich verstehen«, sagt Franco ein bisschen traurig.

»Das war ein Witz«, sagt Jamila. »Was würdest du sagen, ist mein Teller halb voll oder halb leer?«

»Halb voll, würde ich sagen«, sagt Franco.

»Ich würde sagen, er ist halb leer«, sagt Jamila. »Siehst du, ich bin Optimistin.«

Franco versteht nicht ganz, was sie meint, aber das lächelt er weg.

Jamila holt ein kleines, dünnes Notizbuch aus ihrer Handtasche. Während sie eine Notiz macht, sagt sie: »Liebes Tagebuch, mein Date ist ziemlich langweilig. Er hat mir nicht mal Blumen mitgebracht.«

Franco ist untröstlich und überlegt schon, nach draußen zum Mülleimer zu gehen, als Jamila ihn erlöst.

»Wieder ein Witz, Franco. Ich muss aufschreiben, was ich esse und wie es mir schmeckt. Das ist Teil meiner Therapie.«

Sie zeigt ihm die Notiz.

1 Portion Lachs mit Gemüse Geschmack na ja

Franco, der sein eigenes Heft eigentlich heimlich auf dem Klo ausfüllen wollte, um nicht wie ein Gestörter rüberzukommen, holt es jetzt auch aus seiner Jackentasche. Bei ihm stehen nur Zahlen drin.

Er schreibt dazu: 1500. Dann rechnet er die Zahlen auf der Seite zusammen. Ergebnis: 10 200. Er macht einen Haken dahinter.

»Kalorienzahl«, erklärt er. »Ich muss auf 10 000 pro Tag kommen.«

»Ich eigentlich auf 2000, aber wenn es die Hälfte ist, ist es erst mal auch okay«, sagt Jamila. Vor ihr steht immer noch mehr als *½ Portion Lachs mit Gemüse Geschmack na ja* und wird langsam kalt.

»Ich schaff das nicht mehr ganz, hilfst du mir?«

Jamila schiebt den immerhin halb leeren Teller rüber, und Franco freut sich, dass er helfen kann.

»Bringst du mich noch nach Hause?«, fragt sie, als er gründlich aufgegessen hat.

»Klar«, sagt Franco und bekommt einen Schweißausbruch, ohne dass er sich erklären kann, wieso. Auf der Toilette klemmt er sich Klopapier unter die Achseln.

»Sorry für die Unordnung«, sagt Jamila, während sie eintreten, »ich hatte noch keine Zeit zum Aufräumen.« In den Ecken sind Staubflusen. »Ich darf nicht, aber willst *du* was trinken?«, fragt sie.

»Nein, danke«, sagt Franco.

»Willst du vielleicht hier schlafen?«, fragt Jamila.

»Okay«, sagt Franco.

Als er sich in Jeans und Hemd neben sie aufs Bett legt, sagt sie: »Bitte nicht anfassen.«

Die Bezüge wurden lang nicht mehr gewaschen. Jamila macht ein Album von *Simon & Garfunkel* an. Franco kennt es nicht, aber es gefällt ihm. Beide liegen nebeneinander auf dem Rücken, schauen an die Decke, hören der Musik zu und sagen kein Wort. Als das Album durchgelaufen ist, sagt Jamila »danke für den schönen Abend«, dreht sich um, nimmt vom Nachttisch ein Glas Leitungswasser, spült damit die Abendration Tabletten runter, eine kleine rötliche und eine unangenehm große weiße, und murmelt dann, fast schon im Halbschlaf: »Franco, ich hab gelogen.« Welche Lüge sie meint, sagt sie nicht, und Franco fragt auch nicht.

»Wir lügen alle ab und zu«, sagt er nur.

Als sie schon schläft, löscht Franco seinen Mailverkehr mit Nura und kündigt seine Mitgliedschaft bei der Ghostwriting-Agentur.

Er hat lang nicht mehr im Beisein einer Frau geschlafen und versucht, möglichst keine störenden Geräusche zu verursachen. Er atmet so leise wie möglich. Als er gerade denkt, das wird ja nie was, schläft er überraschend ein.

Anfang Mai schlafen sie zum ersten Mal nicht nur nebeneinander, sondern miteinander. Anfang Juni zieht Jamila bei Franco ein. Sie hat nichts dabei als eine Sporttasche. Anfang Juli hat sich Francos Katze an Jamila gewöhnt und umgekehrt, abgesehen von der Allergie. Anfang August offenbart Jamila dem gerade erwachten Franco ein Geheimnis.

»Franco, ich hatte noch nie einen Orgasmus.«

»Aber ich dachte …«

»Ja, dachtest du, aber nein.«

»Oh.«

Am selben Nachmittag trainiert Franco so hart wie noch nie. Wie ein Besessener drückt und zieht und schiebt er die Gewichte.

Bevor der eintretende Herbert »Heil und Sieg« sagen kann, schreit Franco: »Halt die Fresse, Herbert!«

Als Severin zwischen zwei Sätzen Bankdrücken fragt, ob alles okay sei, presst Franco hervor: »Alles okay! Alles ganz wunderbar!«

Erst als seine Schultern und seine Knie Wackelpudding sind, beruhigt er sich langsam.

Auf dem Heimweg kommt er an einem neu eröffneten Geschäft namens Fun Factory vorbei. Zuerst denkt er, dass es ein Designerladen oder so was ist. Kantenlose, pastellfarbene Ausstellungsstücke stehen im Schaufenster. Sehen hübsch aus. Könnten alles sein, Franco tippt auf moderne Skulpturen. Aber dann sieht er die Werbung: »Orgasmus auf Knopfdruck gibt es nicht? Gibt es doch! Der Pleasurizer.«

Orgasmus auf Knopfdruck, was für ein Schwachsinn. In so ein Geschäft würde Franco niemals gehen.

Als er nach zwei Runden um den Block betont abgeklärt reinschlendert, wird er sofort von einem Mitarbeiter angesprochen.

»Na, interessierst du dich für unsere Buttplugs?«

Damit sind die hübschen Silikonstatuen gemeint, die Franco den Bruchteil einer Sekunde lang angeschaut hat.

»Ich würde dir den in L empfehlen, wenn man den Widerstand am Anfang erst mal überwunden hat, ist er am besten für die Prostata«, sagt der Verkäufer.

»Ich schau erst mal noch«, sagt Franco und steuert zielstrebig auf den Pleasurizer zu.

Der Orgasmus auf Knopfdruck kostet 140 Euro in der Standardausführung. Franco studiert das Gerät, das ein wenig aussieht wie sein Rasierer. Er hebt es hoch. Es wiegt vielleicht 300 Gramm. Den Saugnapf hält er gegen seinen Unterarm und schaltet ein. Sanft und regelmäßig saugt das Gerät an seinem Arm. Auf der höchsten Stufe ziept es ein bisschen. Zu Hause weiß er nicht, was er mit dem Gerät machen soll und legt es in die Sockenschublade. Die welken Blumen auf dem Küchentisch tauscht er gegen frische, die er aus der Gärtnerei mitgebracht hat. Danach geht er ins Bad und stellt fest, dass seine Handzahnbürste plattgeputzt ist. Obwohl sie seit drei Monaten bei Franco wohnt, hat Jamila sich immer noch keine eigene Zahnbürste gekauft.

Franco und Jamila haben es sich zum Ritual gemacht, sich gegenseitig die Haare zu schneiden. Franco setzt sich auf einen Plastikhocker in die Badewanne, damit Jamila besser an seinen Hinterkopf kommt. Sogar im Sitzen ist er noch größer als sie. An den Seiten will er drei Millimeter, aber sie macht sechs. Zu kurz mag sie nicht. Viele schwarze und ein paar graue Haare fallen in die Badewanne.

Als sie einmal um den Kopf rum ist, holt Jamila tief Luft. Wenn sie sich konzentriert, vergisst sie zu atmen.

»Ich muss auch mal wieder zum Friseur«, sagt sie.

»Zu Ihren Diensten«, sagt Franco.

Plätze werden getauscht. Zuerst wäscht Franco gründlich Jamilas Haare mit seinem Männershampoo. Jamila hat nicht nur keine Zahnbürste, sondern überhaupt keine Pflegeprodukte oder Sonstiges gekauft. Nicht dass jemand auf die Idee kommt, sie würde hier wirklich wohnen. Franco schäumt Jamilas dichtes, lockiges Haar mit *Duschdas Ocean Breeze* ein und massiert ihre Kopfhaut. Ein bisschen Wasser sammelt sich in den Kuhlen über ihrem Schlüsselbein. Sie fährt sich über die Sommersprossen auf ihrem Nasenrücken, als würde sie sie wegwischen wollen. Die Katze kommt rein, und Jamila muss sofort niesen. Dabei bekommt sie Shampoo ins Auge.

Franco scheucht die Katze wieder raus. Dann spült er die Haare aus und holt die Haarschneideschere aus dem Badschrank.

»Wie hättest du es gerne?«, fragt er.

»Kurz«, sagt sie.

»Wie kurz?«, fragt er. »So?«

Er zeigt mit dem Daumen und dem Zeigefinger einen sehr kleinen Abstand. Er liebt ihre Haare und würde am liebsten gar nichts abschneiden. Sie zeigt mit ihrer Hand an ihren Nacken, kurz unterhalb vom Ohr.

»So.«

»Wirklich?«, fragt er.

»Fass dir ein Herz.«

Professionell seine Traurigkeit verbergend, setzt Franco die Schere an, und Jamila dreht das Radio lauter. Sie singt die Lieder mit. Die Locken fallen in die Badewanne. Franco kommt sich vor, als würde er eine Straftat begehen. Als er Jamila das Ergebnis mit dem Handspiegel präsentiert, sagt sie:

»Jetzt seh ich aus wie Natalie Portman in *Léon – Der Profi*.«

Franco weiß nicht, wovon sie redet. Er kennt keine Filme.

Im Schlafzimmer legt sie die DVD ein. Franco lässt sich von der Geschichte mitnehmen. Beide verteilen noch Haare im Bett.

Als der Abspann läuft, öffnet Jamila die Sockenschublade.

»Denk nicht, ich hätte gewühlt, ich brauchte nur ein paar Socken«, sagt sie. Neben allem anderen hat sie auch keine Socken mitgebracht und trägt Francos in Größe 49.

Er schaut weg.

»Was hattest du denn damit vor, hm?«

Sie lächelt.

Franco wird rot. »Ist mir peinlich.«

Jamila flüstert: »Lass uns schauen, was der kann.«

Franco ist vorsichtig. Jamila führt seine Hand.

NURA

Als sie den Arbeitstag beendet hat, sieht Nura auf dem Tisch den Zettel mit Saschas Nummer. Er hat einen Satz dazugeschrieben. »Die Nummer für sexy Abenteuer für mittelalte Damen.« Sie muss lachen. Sie hat ihn nicht als lustig in Erinnerung.

Zweimal dreht sie den Zettel zwischen ihren Fingern, und schließlich tippt sie eine Nachricht in ihr Handy.

»Ist fünfunddreißig schon mittelalt? Falls ja, würde ich mich für Ihr Angebot interessieren«, schreibt sie.

»Fünfunddreißig ist auf jeden Fall mittelalt. Ich kann Ihnen einen romantischen Konzertbesuch und eine heiße Überraschung anbieten«, schreibt Sascha zurück.

Nura trägt in ihrem kleinen, fensterlosen Badezimmer Lippenstift auf. Während sie ihre Wimpern tuscht, versucht sie sich zu erinnern, wie es früher mit ihm war, als sie fast noch Kinder waren. Wie sie zum ersten Mal nackt nebeneinander gelegen hatten. Sie kann sich kaum erinnern.

Sie treffen sich auf einem Hügel im Park in der Nähe einer großen Konzerthalle. Phil Collins ist in der Stadt. Vom Hügel aus kann man die Musik hören, als stünde man mitten im Publikum. Nura und Sascha sitzen dicht beieinander auf Saschas Pullover. Er riecht wieder nach frisch gewaschener Wäsche.

»Das ist der beste Popsong aller Zeiten«, sagt er und setzt auf den Takt genau ein zum berühmtesten Luftschlagzeugsolo der Welt, du dum du dum du dum du dum dum dum, *I can feel it coming in the air tonight.*

»Hast du noch Kontakt zu Niko?«, fragt Nura.

»Nein, hab ich nicht«, sagt Sascha. »Schon ewig nicht mehr. Und du?«

»Nein, nicht mehr, seit wir uns getrennt haben.«

Nura zieht ihre Jacke an.

»Das wir hier zusammensitzen, fühlt sich ein bisschen wie Verrat an«, sagt sie.

»Es ist ein halbes Leben vergangen seitdem«, sagt Sascha.

»Niko und ich, wir haben fast nie über dich geredet«, sagt Nura. »Das war immer komisch. Am Anfang hatte ich manchmal so ein Gefühl, als würdest du neben uns am Tisch sitzen, und wir würden zwanghaft in die andere Richtung schauen.«

»Das war hart am Anfang, das Alleinsein«, sagt Sascha.

»Tut mir leid, wie das alles gelaufen ist«, sagt Nura.

»Schon das zweite Mal, dass ich das höre«, sagt Sascha mit einem bitteren Lächeln.

»Was meinst du?«

»Ach, nichts, ist eine andere Sache«, sagt Sascha. »Ist okay.«

Nura sagt: »Schön, dass wir uns mal wirklich kennenlernen.«

»Finde ich auch.«

Sascha kommt in dieser Nacht wieder mit zu ihr, und diesmal kommen sie beide. Für einen winzigen Moment sieht Nura in Saschas Gesicht einen Abgrund, aber schon einen Sekundenbruchteil später ist wieder alles normal. Später schläft er geräuschlos neben ihr. Das Mondlicht leuchtet schwach auf das schmutzige Geschirr, das sich in Nuras Spüle stapelt, und auf den blühenden Baum vor dem Fenster. Der Raum kommt ihr weniger klein vor als sonst. Sie sieht Sascha dabei zu, wie er schläft, und spürt etwas, das sie lang nicht mehr gespürt hat.

In den nächsten Wochen zeltet Nura mit Sascha in einer klirrend kalten Nacht an einem See am Waldrand. Sie geht mit ihm in ein Museum und hat wahnsinnigen Spaß, obwohl sie Museen nicht mag, und er liest ihr an einem verregneten Wochenende zwei ganze Tage aus einem Buch von Roberto Saviano vor. Er hat eine schöne Stimme. Unter der Woche schlafen sie meist getrennt, aber vor der Arbeit bringt Sascha ihr manchmal ein *cornetto* aus einer italienischen Bäckerei vorbei. Seit er in Italien war, liebt er Mafia-Filme. Es vergeht kein Tag, ohne dass er ihr bei WhatsApp ein Filmzitat schreibt.

Nach drei Monaten gehört Saschas Geruch zu Nuras Wohnung, seine Nachrichten gehören zu ihrem Alltag und seine Besuche sind die schönsten Stunden der Woche. Alles ist fast perfekt. Außer das leichte Stechen in ihrer Brust.

An einem Freitag steht Sascha in einem bodenlangen

Trenchcoat vor Nuras Tür. Er hat eine Flasche Wein dabei.

»Heißer Mantel, Sherlock«, sagt Nura.

»Ich hab nichts drunter«, sagt Sascha.

Er drückt auf sein Handy. »You can leave your hat on«, von Joe Cocker setzt ein. Mit einem stummfilmartig übertriebenen, lasziven Gesichtsausdruck beginnt er, den Gürtel des Trenchcoats zu lösen und sich den Mantel über die Schultern zu ziehen. Etwa bei Minute zwei des Songs steht er splitternackt vor Nura und hat nur noch seine Schuhe an. Als er etwas umständlich beginnt, seine Schuhe auszuziehen, sticht es wieder.

»Warte mal kurz«, sagt sie.

»Was ist los?«, fragt Sascha.

»Ich glaub, ich kann das gerade nicht«, sagt Nura.

Sascha hält inne und zieht sich eine Hose über.

»Ich weiß so wenig von dir«, sagt sie. »Das macht mir Angst.«

»Wir lernen uns doch gerade erst richtig kennen«, sagt Sascha.

»Ohne das MDMA hätte ich dir nur überfordert Hallo gesagt und wäre dann nach Hause gegangen. Wir tun so, alles wäre das alles ganz normal und als hätten wir keine Vorgeschichte. Ich weiß nicht, ob ich das kann.«

»Für mich ist das auch nicht einfach«, sagt Sascha.

»Warum machen wir das hier, was hat das für einen Sinn?«, fragt Nura.

»Das hat sich einfach so ergeben«, sagt Sascha. »So wie die meisten Sachen. Wir können nicht alles steuern.«

»Das hat sich nicht einfach so ergeben, ich war randvoll mit Glückshormonen. Hatte keine Angst. Verstehst du, ich frag mich einfach, ob ein Gefühl echt sein kann, wenn sein Ursprung eine Pille ist.«

»Das hat doch nichts mit irgendeiner Pille zu tun, wenn, dann legt die deine wirklichen Gefühle frei.«

»Nein, die schaltet meine wirklichen Gefühle aus.«

So geht es hin und her, Nura redet sich in Rage, und Sascha schaut an die Decke und irgendwann geht er.

In den nächsten Tagen meldet er sich nicht.

Eben doch eine Scheißidee, das Ganze.

Nura schläft in den darauffolgenden Tagen schlecht. Gegen vier Uhr kommen zuverlässig die schlechten Gedanken, dehnen sich in ihrem Kopf aus und halten sie wach bis zum Morgen. In der dritten Nacht wacht sie wieder auf, und diesmal steht sie auf, zieht sich einen warmen Pullover an, schlüpft in die Turnschuhe und geht spazieren. Bodennebel steht über den Wiesen und verwischt das Licht der Straßenlaternen. Ein großer Hund zieht sein kleines Herrchen hinter sich her. Der Bäcker raucht eine Zigarette, bevor er die Backstube aufsperrt. Der Mittlere Ring ist leer. Die schlechten Gedanken sickern in den Boden und verdampfen in der kühlen Luft. Die Minuten, kurz bevor es hell wird, haben einen ganz eigenen Zauber.

Und als Nura schon fast wieder bei ihrer Haustür angekommen ist, sieht sie einen Fuchs. Langsam und furchtlos läuft er die Straße hinunter. Die Minuten, kurz bevor es hell wird, gehören ihm. Dann verschwindet er und macht Platz für die Menschen.

Die Morgensonne fällt als Spiegelung von dem Blechdach gegenüber schräg durch das Schlafzimmerfenster, als Nura sich wieder ins Bett legt. Sie hat mal von einem italienischen Dorf gelesen, das in einem Tal in der ewigen Dunkelheit lag. Als es immer weniger Alte gab und die Jungen wegzogen, drohte das Dorf, auszusterben. Bis ein Architekt die Idee mit dem Spiegel hatte. Er baute einen riesigen Reflektor auf die gegenüberliegende Bergspitze und schenkte dem Dorf Sonnenlicht. Nura gefällt der Gedanke, dass auch hier ein gewitzter Architekt im Spiel war, der das Blechdach als Sonnenspiegel für sie bauen ließ.

Das Telefon klingelt, und Nura schreckt hoch. Fahrig greift sie nach dem Handy und sieht, dass die Agentin anruft.

»Mehrere Verlage finden die Geschichte mit dem Italiener interessant, den Identitätskonflikt und die Abgründigkeit der Figur.«

Also doch der Identitätskonflikt. Man könne sich vielleicht mal auf einen Kaffee treffen und die nächsten Schritte besprechen, sagt sie.

Nura sagt sofort zu. Das ist er, der eine Strohhalm. Sie schlägt ein Treffen in drei Wochen vor. Bis dahin will sie sich so gut wie möglich vorbereiten, recherchieren, ihre Figur besser verstehen. Im Bad taucht sie kurz ihr Gesicht ins kalte Wasser, dann greift sie zum Telefon.

»Wäre es okay, wenn ich dich eine Weile lang begleite?«, fragt sie Franco. »Ich will ein Buch schreiben, und du sollst das Vorbild für meine Hauptfigur werden.«

Franco schweigt am anderen Ende und wartet auf Nuras nächsten Satz.

»Natürlich nur dahin, wo du mich dabeihaben willst, und alles mit der gleichen Diskretion, die du schon von mir als Ghostwriterin kennst.«

»Warum nicht«, sagt Franco. »Hab nächste Woche Vorbereitung für meinen Wettkampf. *Germany's Strongest Man*. In einem Theater oder so was, willst du kommen? Danach kann ich dir noch das Gym zeigen.«

»Warum nicht«, sagt Nura.

NIKO

Niko ist dreiunddreißig, als er zum ersten Mal neben einem Mann aufwacht. Farjad raucht.

»*First thing in the morning, last thing before sleep*«, sagt er und es knistert leise, als er zieht. Dann fährt er Niko durch die Haare.

»*I wish I had hair like you*«, sagt er.

»*I owe mine to a doctor of this city*«, sagt Niko.

»*Maybe give me his adress*«, sagt Farjad und lacht.

Farjads Zimmer ist auf dem Dachboden. Es ist klein und fast leer bis auf ein Bett, eine Kleiderstange und den Instrumentenkoffern.

»*I have to go*«, sagt er und zieht ein Shirt über seinen schmalen Körper. »*Visa appointment. Fucking procedure takes forever. But someday, Las Vegas, someday I'll play your streets.*«

Er setzt sich riesige Kopfhörer auf, die an einem kleinen rosa iPod nano hängen.

»*Amazing that these things still exist*«, sagt Niko.

»*It's kinda broken*«, sagt Farjad, »*what's on there is on there, but I can't remove or add any music.*« Sein Finger kreist über das Drehrad. »*So, Miles Davis it is. As always. But first*«, sagt Farjad und lehnt sich über Niko. Er schmeckt nach Tabak.

»Now Miles Davis«, sagt er.

Niko hört die Musik so laut wie über Lautsprecher.

»My ears are shitty«, schreit Farjad und tanzt aus dem Zimmer. »Auf Wiedersehen*, my German lover!«*

Die Klimaanlage funktioniert nicht, und es wird bald zu heiß im Zimmer. Gegen elf stellt Niko sich unter die kalte Dusche, zieht sich ein frisches Hemd an, und als er unten auf der Straße steht, fühlt sich immer noch besoffen. Es ist heiß und bewölkt. Flaschensammler ziehen ihre selbstgebauten Handwagen über den rissigen Asphalt. Niko geht einfach los, den Hügel hinunter zum Wasser. Bei der Fährstation Kabataş nimmt er ein Schiff zu den Prinzeninseln, raus aus diesem Moloch, den Kopf freikriegen. Kinder werfen Brotstücke ins Wasser, damit die Möwen dem Schiff folgen, das langsam ins Marmarameer steuert. Die Stadt und ihr Deckel aus Smog werden langsam kleiner. Über dem Meer scheint die Sonne. Niko sitzt auf einer Holzbank an Deck. Ein feiner Film aus Salzwasser bedeckt seine Haut. Er hört sich durch die Lieder, die Spotify von Miles Davis vorschlägt. Die Trompete klingt nach einer anderen Welt. Die Müdigkeit, dieser Zwischenzustand nach dem Rausch, verändert Nikos Wahrnehmung. Er sieht alles wie in Zeitlupe, aber nichts, was er fühlt, ist wie in Zeitlupe, im Gegenteil.

Ein großer, dünner Junge holt aus mit dem Arm. Nikos Gehirn veranstaltet zur Musik von Miles Davis ein Blitzlichtgewitter aus Erinnerungen, die jetzt Sinn machen, füllt Leerstellen mit Farbe. Der Junge wirft ein Stück Fladenbrot über die Reling. Der andere Junge, Niko, gibt den Widerstand auf, und fängt an, loszuheulen. Eine

Möwe fängt das Brotstück im freien Flug, noch bevor es ins Wasser fällt.

Auf der größten der Prinzeninseln sitzt Niko ganz oben auf dem Hügel auf einer verrosteten Zisterne und schaut der Sonne beim Untergehen zu. *Same. Same. But different.* Selbe Sonne, anderes Land. Selber Mensch, anderes Gefühl. Klar hat er Schiss. Eine Wahnsinnsangst. Aber auch eine Wahnsinnszuversicht. Und das ist neu.

Tagsüber wandert Niko durch die Stadt, ab dem dritten Tag nimmt er das Smartphone gar nicht mehr mit. Die Nächte verbringt er mit Farjad.

Farjad scheint seinen Nachtwächterjob nicht besonders ernst zu nehmen. Jeden Tag macht er in einer anderen Bar Musik oder auf der Straße. Im Morgengrauen geht er mit Niko nach Hause, schläft aber nie länger als bis zehn Uhr und bricht dann irgendwohin auf. Wohin, weiß Niko nicht. Die zwei Wochen fühlen sich an wie ein einziger Tag.

»So, tomorrow you'll leave me?«, fragt Farjad. *»Do you wanna go for dinner tonight?«*

»You mean a real date?«, fragt Niko.

»Yes, a real date, I'll wear my best outworn striped t-shirt«, sagt Farjad.

Er führt Niko zu einem Fischrestaurant mit Plastiktischen am Ufer des Goldenen Horns. Der Kellner haut mit einem Hammer die Salzkruste kaputt, darunter liegt ein riesiger Fisch.

»Çupra«, sagt Farjad. *»Big one.«*

»Fish contains a lot of omega 3 acids«, sagt Niko.

»I also know a thing or two about acid«, sagt Farjad. *»Do you want us to share a special night?«*

Als sie nach dem Essen auf einer Bank mit perfektem Blick auf die Bosporus-Brücke sitzen, sagt Farjad: *»Music is an important part of this.«* Er holt ein altertümliches Klinkenkabel aus seinem Rucksack und gleich zwei riesige Kopfhörer.

»I'm scared«, sagt Niko.

»Don't be, they're just headphones«, sagt Farjad.

»You know, what I mean«, sagt Niko, *»I've never done this before.«*

»It's only about 100 micrograms. It's not much. Just listen to the music and let yourself go«, sagt Farjad.

Er setzt sich einen Kopfhörer auf und Niko den anderen, dann nimmt er ihn an der Hand. *»Ready?«*

Trompete, Klavier, Schlagzeug. Miles Davis. Über die Musik hinweg ruft Farjad:

»Three, two, one, takeoff!«

Niko schaut, wie Farjad sich das Blättchen auf die Zunge legt und macht es ihm nach. Dann wartet er darauf, dass er anfängt, Töne zu schmecken oder Farben zu riechen. Aber überhaupt nichts passiert. Alles gleich. Nach einiger Zeit sagt Niko: *»I don't feel anything.«*

45 Minuten später stehen sie auf der Lehne der Parkbank.

»Let's just jump! Let's just jump!«, ruft Farjad.

»No, don't jump, no, don't jump!«, ruft Niko, singt es

fast. Beide stehen auf der Bank. Niko versucht, Farjad zurückzuhalten. Farjad balanciert an der vordersten Holzstrebe knapp fünfzig Zentimeter über dem Erdboden. Er nimmt Nikos Kopf in die Hände und starrt ihn an. *»It's only one step«*, flüstert er. *»Only one step!«*

Dann erschrickt er, weil sein Handy klingelt. Das Klingeln rast hinüber nach Asien, steigt nach oben in die Luft, dreht elegante Schleifen, eine atemberaubende Flugshow, und fällt dann ungebremst Richtung Erdboden, wie abgeschossen. Niko versucht, es aufzufangen und fällt dabei hin. Als er sich umdreht, starrt Farjad fassungslos auf das Handy, aus dem in einer fremden Sprache eine aufgebrachte Stimme schreit. Niko versteht trotzdem jedes Wort. Er versteht alles. »Ich verstehe alles«, sagt er und spürt jede Unebenheit im Boden. Er wälzt sich hin und her und sagt: »Ich verstehe alles! Ich verstehe alles!«

Farjad sagt: »Niko, wir müssen zur Herberge! Wir müssen zur Herberge! Es ist etwas Furchtbares geschehen!«

Er nimmt ihn an der Hand und rennt los. Die Straße biegt sich, wird zur Serpentine. »Das ist die Tour de France!«, ruft Niko. »Ich kann nicht mehr, stopp, ich kann nicht mehr!«

Farjad sagt, ohne die Lippen zu bewegen, direkt in Nikos Kopf: »Du musst! Es ist nicht mehr weit!«

Im zweiten Stock der Budak Residence liegt ein Zwerg auf dem Bett und schläft, während aus dem Schränkchen unter dem Waschbecken das Meer ins Zimmer schwappt. Das Wasser steht knöchelhoch. Ein Mann und eine Frau versuchen, das Meer zurückzuhalten, indem sie die Türen des Schränkchens zudrücken, aber das Vorhaben ist aussichtslos – mit grausamer Beständigkeit rinnt ihnen der Ozean durch die Finger. »Schnell, mach das Licht aus«, ruft Farjad, und Niko rennt zum Lichtschalter. Es wird dunkel, und dann passiert etwas unfassbar Schönes. Ein Schwarm kleiner, leuchtender Fische dringt durch die Ritzen des Schränkchens und bewegt sich gleichförmig durch das Zimmer. Die fluoreszierenden Farben werfen einen göttlichen Schein auf Farjads Gesicht. »Ich liebe dich«, sagt Niko. »Ich liebe dich. Ich liebe dich.«

Mehr Menschen kommen in den Raum, und mit vereinten Kräften schaffen sie es, das Meer zurückzudrängen. Farjad sagt: »Komm, wir gehen nach oben.«

Oben hört Niko die aufgeregten Stimmen aus dem unteren Stockwerk und hält Farjad fest im Arm. Er spürt den Gleichklang ihrer schnell klopfenden Herzen und fällt bald in einen tiefen Schlaf.

Der Wasserschaden ist so verheerend, dass alle Gäste der Budak Residence in anderen Hotels untergebracht werden müssen. Das Wasser aus dem Wasserhahn im zweiten Zimmer von links im zweiten Stock, den es zerrissen hat, ist so stark durch die morschen Böden gedrungen, dass es in den unteren Zimmern förmlich geregnet hat. Ein Nachbar hat den Besitzer der Budak Residence angerufen, weil er die Schreie der Gäste gehört gesehen hat und wie Wasser unten aus der Eingangstür gelaufen ist. Der Nachtwächter war weit und breit nicht auffindbar, die Gäste völlig überfordert. Die Frau eines jungen Ehepaares aus Saudi-Arabien hat in der Aufregung ihren Schleier nicht gefunden und drei oder vier fremde Männer haben sie unverhüllt gesehen. Nur die dreijährige Tochter hat das große Drama einfach achtlos verschlafen.

Niko kann es sich nicht verkneifen und sagt: »*You're not a very good nightguard, Farjad.*«

Farjad lacht.

»*Do you have a place to stay?*«, fragt Niko.

»*Yes, my bandmates have space in their rooms, I'll manage.*«

»*What did your boss say?*«

»*Well, that I ruined his family's heritage and that he'll kill me if he ever saw me again.*«

»*You better move to Las Vegas soon then*«, sagt Niko.

Der Bus zum Flughafen steht schon bereit. Farjad schenkt Niko einen seiner riesigen Kopfhörer.

»*We didn't play chess even once*«, sagt Farjad. »*That's a shame.*«

Der Abschiedskuss hat eine Natürlichkeit, die noch vor einer Woche ein Universum weit entfernt war.

Als Niko im Bus den Kopfhörer anschließen will, bemerkt er, dass sein Smartphone gar keinen Kopfhörereingang mehr hat. So hört er nur das laute Summen der zu stark eingestellten Klimaanlage. Beim Start des Flugzeugs hat Niko Farjads Stimme im Ohr. *Three, two, one, takeoff.* Zum ersten Mal hat er Flugangst, und es kommt ihm so vor, als würde der Scheißflug ewig dauern.

Niko und Farjad schicken sich fast jeden Tag Nachrichten. Zwei Wochen nach Nikos Rückkehr schreibt Farjad: *»Imagine yourself in a room full of beautiful, fragrant flowers. You, sitting on a wooden table with a lighted candle on it. Expecting nothing.«*

Niko, der auf dem Klo sitzt, erwartet wie verlangt nichts und schreibt zurück: *»Okay.«*

»Then, all of the sudden, a guitar starts to sweep gently as I enter the room, in my most beautiful outworn striped t-shirt.«

Niko muss lachen.

»Taking a knee before you and just come up with it because I am nervous and worried that you might give the wrong answer.«

»Let's see what you ask.«

»The question, my German lover, is: Will you marry me?«

»I would cry and say: Why didn't you ask me in Las Vegas in front of 30.000 people in a mall, like I always dreamed you to ask?«, schreibt Niko erstaunlich lustig. Ihm ist schon oft aufgefallen, dass er auf Englisch weniger Hemmungen hat, einen Witz zu machen.

Farjad sagt: *»I'm terribly sorry about that. But the question indeed is serious. Repeat: This is not a joke. See, the problem is, it doesn't look like I will make it to Las Vegas after all, and my status in Turkey is kind of illegal too. So, like I said, you don't have to answer right now and I'm sorry to even ask you, but I'm in a tight spot here and I know that Germany allows gay marriages and they don't control much if the story of our love is believable. Which it* *is because everbody sees how lovely you are. I have friends who live near Munich, I can live with them, but I can only stay in the country if I am a legit refugee, which I am not, or if I marry a German citizen.«*

»*Well*«, schreibt Niko, der immer noch auf dem Klo sitzt, nach zehn Minuten Bedenkzeit und einem Google-Translator-Übersetzungsvorgang, »*I would take advantage of the opportunity not to answer right now.*«

Dann schaltet er sein Handy in den Flugmodus und wühlt in seinem Schrank auf der Suche nach einer Ausrede, findet aber nur den Pulli des Riesen mit der spitzen Nase in Größe XXXL aus der Nacht, in der er Sascha getroffen hat. Es kommt ihm vor, als wäre das ein Jahr her.

Er hat lange damit gerechnet, dass er Nura eines Tages einen Heiratsantrag machen würde. Am zwölften Jahrestag vielleicht oder zu sonst einem willkürlich mit Bedeutung aufgeladenen Anlass. Es wäre gut geplant gewesen und begleitet von der gewohnten Mischung aus Geborgenheit und kontrolliert unterdrückter Sehnsucht nach Flucht. Seit sie sich getrennt haben, hat er nie wieder etwas von ihr gehört. Zehn Jahre waren sie zusammen, zehn Jahre wie verschluckt, er denkt fast nie an diese Zeit zurück. Als er ihre Nummer wählt, zittern seine Knie. Niemand geht ran.

FRANCO

Noch eine Woche bis zum Wettkampf. Das Event *Germany's Strongest Man* findet im Herkulessaal statt, in der Residenz, mitten in der Stadt. Das hat in der Münchner Kulturszene für einen riesigen Aufschrei gesorgt. Der Herkulessaal, ehrwürdiger Konzertsaal, Ort von Muse und Geist, von Hochkultur, und dann diese Degenerierten? Der Intendant der Münchner Kammerspiele hat sich dafür stark gemacht. Er will Menschen und Orte zusammenbringen, die sonst nie zusammenkommen. Das ist sein letztes Projekt, bevor er endgültig aus der Stadt gejagt wird.

Franco steht in dem mächtigen Saal und spürt die Gegenwart seiner Vorfahren. Jamila sitzt auf der Empore und fotografiert ihn, wie er vor den Säulen auf der Bühne steht wie eine Sagengestalt.

»Entschuldigung, wegen dem PR-Foto«, sagt ein kleiner Mann mit einer großen Kamera. »Können Sie vielleicht ihr T-Shirt ausziehen?«

»Nein, das bleibt an«, sagt Franco. Auf seiner Brust steht: *Ercan's Body Gym. 1999–2019. RIP.*

Kurz kommt auch der Intendant der Kammerspiele vorbei und schüttelt Franco die Hand. Er sieht überhaupt nicht aus wie ein Intendant. Franco hat ihn schon ein paarmal gesehen im Schlachthofviertel und dachte, das ist halt einer von den Streunern, die nach dem suchen, was dieses Viertel schon lang nicht mehr ist.

»Viel Glück für den Wettkampf«, sagt der Intendant.

»Wird mein letzter«, sagt Franco.

»Nicht nur für Sie«, sagt der Intendant. Die kunstlosen Leute in dieser Stadt haben ihn müde gemacht und ein bisschen auch die dürftige Dramaturgie seines eigenen Lebens.

»Was anderes«, sagt der Intendant. »Sie haben Profil. Ich betreue eine Performance-Gruppe in Beirut, und wir wollen etwas Spektakuläres auf die Bühne bringen, eine moderne Ilias, dafür könnten wir einen wie Sie brauchen, einen Ajax.«

»Meine Freundin kommt aus Beirut«, sagt Franco.

Der Intendant gibt Franco seine Visitenkarte. »Da ist meine Nummer drauf. Überlegen Sie es sich.«

Kurz bevor er weggeht, sagt er noch lächelnd: »Wissen Sie übrigens, wer das Graffiti an Ihr Fitness-Studio gesprüht hat?«

»Wer war denn das?«, fragt Jamila.

»Das war der Theater-Typ«, sagt Franco. »Er hat mir was angeboten. Vielleicht werde ich Schauspieler. Und vielleicht besuchen wir zusammen deine Heimat.«

Jamilas Blick verfinstert sich.

»Alles okay?,« fragt Franco.

»Ja, habs nur nicht so mit der Heimat«, sagt Jamila.

Franco sieht Nura in einer hinteren Reihe sitzen und winkt ihr zu.

»Und wer ist das?«, fragt Jamila.

»Das ist eine Schriftstellerin«, sagt Franco. »Die will was über mich schreiben.«

»Wer bist du?«, fragt Jamila. »Der größte Star in dieser Stadt?«

NURA

Nach der Probe im Herkulessaal begleitet Nura Franco zum Body Gym. Sie lernt Severin kennen und Steve, Amelia und Herbert.

»Das heißt doch Ercan's Body Gym«, sagt Nura, »wo ist Ercan eigentlich?«

»Ercan ist krank«, sagt Franco. »Ich pass auf den Laden auf in der Zwischenzeit.« Mehr sagt er nicht.

Nura hat selten jemanden gesehen, der weniger in die Sat-1-Comedy-Welt reinpasst als Steve. Er hat etwas Graues und Verlebtes, aber auch etwas Feines. Sie meint sich zu erinnern, dass sie ihn als Kind mal im Fernsehen gesehen hat, aber das kann auch Einbildung sein. Er hat keine gute Haltung. Er hat einen sehr muskulösen Buckel. Nura versteht nichts von Kraftsport, aber es ist offensichtlich, dass Steve die Übungen falsch ausführt. Franco sieht ihren Blick und sagt: »Der will, dass ihm danach alles weh tut. Sonst ist er nicht zufrieden.«

Amelia erzählt, wie schön es war, mit ihrer Tochter im Wald den Vogel freizulassen, den Franco für sie besorgt hat. Sie hat das Sorgerecht verloren und musste die Pflegemutter bitten, die eigene Tochter an ihrem Geburtstag zu sehen. Als wäre Amelia ein Monster oder so was. Auf die Sekunde genau nach Ablauf der vereinbarten eineinhalb Stunden hat die Pflegemutter Amelias Tochter wieder auf die Rückbank von ihrem Scheißdrecks-Hybridauto gepackt und ist davongefahren. Amelia hat noch hinterhergewunken, als das Auto schon längst außer Sichtweite war.

Severin erzählt von seiner Arbeit bei der Münchner AIDS-Hilfe. Er ist selbst schon mit HIV geboren worden und berät werdende Mütter, wie man das verhindern kann.

Herbert erzählt vom Verlust seines Schrebergartens. Die Laube, die sein Vater gebaut hat – weg. Abgerissen. Er sagt: »Wenn jetzt das Body Gym auch noch zumacht – gut Nacht.«

Franco und Nura schauen sich gerade ein Plakat von einem ehemaligen *Mister Universum* aus den achtziger Jahren an, und Franco erklärt, dass *er* dieses Plakat da aufgehängt hat. Es zeigt seinen Namensvetter Franco Columbu, sein Vorbild, Leichtigkeit und Kraft in einem Körper vereint. Da geht die Tür auf.

»Nura«, sagt Sascha.

»Sascha«, sagt Nura.

»Können wir vielleicht draußen reden?«, fragt Sascha.

»Nein. Verpiss dich«, sagt Nura.

»Ja, Sascha, verpiss dich«, sagt Franco.

»Ich zahl Mitgliedsbeitrag«, sagt Sascha.

»Stimmt auch wieder«, sagt Franco.

Draußen verschränkt Nura die Arme.

»Ich hab Schiss bekommen«, sagt Sascha.

»Wieso meldest du dich nicht?«, fragt Nura.

»Ich wollte ein bisschen für mich sein.«

»Und wieso kannst du nicht mal das schreiben?«

»Es war nichts ausgemacht zwischen uns, dachte ich.«

»War vielleicht einfach eine dumme Idee«, sagt Nura.

»Tut mir leid«, sagt Sascha.

Eine Weile schweigen beide.

»Was machst du eigentlich hier?«, fragt Sascha dann.

»Trainieren«, sagt Nura.

»Okay, dann lass ich dich mal weitermachen. Kann ich heute Abend bei dir vorbeikommen, und wir reden?«

»Okay. Ich geh mal wieder rein.«

»Ist Franco jetzt eigentlich dein Bodyguard, oder was ist da los bei euch?«

»Was für eine Scheißfrage ist das denn«, sagt Nura. »Seh ich aus, als bräuchte ich einen Bodyguard?«

»Ich packs jetzt«, sagt Sascha. »Sag Franco einen Gruß von mir. Ist ein Guter. Irgendwie hab ich immer das Gefühl, dass wir uns viel früher schon mal begegnet sind. Frag ihn doch mal, ob es ihm auch so geht.«

»Sag ich. Frag ich. Ciao.«

Als Sascha gegangen ist, sagt Nura: »Schönen Gruß von Sascha. Er lässt fragen, ob es sein kann, dass ihr euch schon viel früher mal getroffen habt.«

Weiß Franco nicht mehr. Kann sich nur noch erinnern, als dieser Sascha vor zwei Monaten reinkam und seinen Mitgliedsantrag ausgefüllt hat. Aber das muss nichts heißen. Francos Gedächtnis wird immer schlechter. Manchmal überkommt ihn eine unbestimmte Ahnung von seinem Untergang. Wie lange geht das alles noch gut?

Er kennt diesen Ausdruck in Nuras Gesicht. Als hätte sie einen Geist aus der Vergangenheit getroffen. Franco macht das Klügste, das er im Leben gelernt hat: Er fragt nicht nach. Stattdessen fragt er:

»Willst du was trinken?«

»Hast du was Hartes?«, fragt Nura.

»Leider nur das hier«, sagt Franco.

Er gibt ihr einen Shake in der Geschmacksrichtung Chocolate Chip mit 30 Gramm Proteingehalt.

»Auch gut, danke«, sagt Nura. Sie trinkt den Shake auf ex.

Zehn Minuten später übergibt sie sich unten auf dem Klo. Vielleicht hätte ich auf das Haltbarkeitsdatum schauen sollen, denkt sie, aber in Wirklichkeit weiß sie, dass es nicht an dem Shake liegt. Seit ein oder zwei Wochen ist ihr oft übel.

»Also gut«, sagt Franco, als er das Body Gym zusperrt. »Ich nehm dich wohin mit, aber das muss unter uns bleiben.«

Im Kofferraum von Francos Kastenwagen steht ein mit Stroh ausgelegter Umzugskarton.

»Was machen wir?«, fragt Nura.

»Wirst du schon sehen«, sagt Franco.

Die Fahrt dauert eine Dreiviertelstunde, bis Franco vor einem Hochhaus in einem Neubaugebiet am Stadtrand hält. Schon das Treppenhaus riecht sehr interessant. Nura spürt Adrenalin in sich aufsteigen.

Im vierten Stock klingelt Franco zweimal kurz, zweimal lang.

Ein verwahrloster Mann im offenen Hawaiihemd reißt die Tür auf.

»Scheiße, Franco, scheiße, meine Mama!«

»Was ist los?«, fragt Franco.

Jetzt sieht der Mann Nura im Treppenhaus stehen.

»Was soll der Scheißdreck, warum bringst du hier wen mit?«

»Oberländer, beruhig dich und sag, was los ist.«

Vor Aufregung wechselt Oberländer ins Bayerische.

»Mei Mama hat an Herzinfarkt!«

Nura sagt: »Ich war beim Erste-Hilfe-Kurs, wenn Sie mich reinlassen, kann ich helfen.«

»Ja, dann komm halt rein!«, kreischt Oberländer.

Nura muss würgen, als sie die Wohnung betritt. Es riecht nach einer abartigen Mischung aus kaltem Rauch und Zoo. Die Mama, eine dürre, alte Frau, liegt verrenkt auf dem Küchenboden, wie ein Vogel, der gegen eine Scheibe geflogen ist.

»Ich sterb, ich muss sterben«, wimmert sie.

»O Gott, o Gott!«, ruft Oberländer.

»Keine Sorge, Sie sterben nicht. Alles wird gut«, sagt Nura, obwohl sie sich keineswegs sicher ist. Sie stabilisiert die Frau und sagt: »Jemand ruft jetzt den Krankenwagen.«

»Hab ich schon«, kreischt Oberländer, »scheiße noch mal, hätt ich nicht machen sollen, jetzt geht alles schief. Franco, du musst mir helfen. Du hängst mit drin, wenn es rauskommt. Ich häng dich hin. Du musst die Ophelia mitnehmen.«

»Wovon redest du?«, fragt Franco. Oberländer rennt

zum Tierzimmer. Sicher fünf Minuten bleibt er drin. Langsam wird Franco nervös. Gleich wird der Rettungswagen kommen. Sechs Minuten. Was macht der da drin? Sieben Minuten. In Francos Kopf tauchen schlimme Bilder auf. Was hat der kranke Wichser für Geheimnisse? Womit handelt er noch? Unwillkürlich muss Franco daran denken, was er Nura erzählt hat. Vor seinem inneren Auge sieht er seine Tochter in dem Zimmer liegen. Er fragt sich manchmal, was passieren müsste, damit er jemanden umbringen würde. Das wäre es.

Oberländer zieht etwas aus dem Zimmer, und Franco kann es nicht glauben. Hat er sich doch nicht verschaut beim letzten Mal. Ophelia, eine Humboldt-Pinguindame im besten Alter, watschelt widerwillig aus dem Zimmer, während Oberländer an ihrer Flosse zerrt. »Muss ich in zwei Wochen weiterverkaufen, bis dahin bleibt sie bei dir.«

Er steckt sie in eine Transportbox für Hunde.

Draußen ertönt das näher kommende Martinshorn des Krankenwagens.

»Mama, alles wird gut«, sagt Oberländer ein bisschen zu hysterisch, als dass es irgendwen beruhigen könnte.

»Ihr! Raus jetzt! Franco, ich meld mich, wenn die Lage unter Kontrolle ist, ja?!«

Zwei Minuten später sitzt Nura mit dem Pinguin im Hundekäfig auf dem Schoß im Auto und weiß nicht mehr, was sie noch notieren soll.

»Was machen wir denn jetzt?«, fragt sie.

»Jamila weiß von all dem nichts«, sagt Franco. »Von den Tieren. Hast du Platz in der Wohnung, eine große Badewanne?«

»Das geht nicht«, sagt Nura.

Der Pinguin schnarrt. Er pickt mit dem Schnabel gegen die Gitterstäbe. Die Verfärbungen an den Schnabelrändern sehen aus wie nach oben gezogene Mundwinkel und verleihen ihm ein leichtes Dauerschmunzeln. Die Augen sind dunkel und gleichmütig. Er legt den Kopf leicht schief, als wolle er sagen: Was stellst du dich so an, Mensch? Schau, in welcher Lage ich bin.

Francos entwaffnendes »Bitte« hätte es gar nicht mehr gebraucht.

»Na gut«, sagt Nura. »Von mir aus.«

Die Fahrt dauert eine halbe Stunde. Franco hängt einen frischen Duftbaum an den Rückspiegel neben das Foto eines süßen Mädchens, das dort klebt. Sie ist als Ritterin verkleidet.

»Ist das deine Tochter?«, fragt Nura.

»Ja«, sagt Franco.

»Wie heißt sie?«

»Gianna.«

»Schöner Name.«

»Schönes Mädchen.« Er streicht mit dem Zeigefinger über das Foto.

Nura sieht, dass im Seitenfach der Fahrerseite ein Magazin steckt: *FHM 2000–2010 – Die sexy Dekade*. Das Titelbild sind Brüste in einem Push-up-BH. Beim Anblick dieser rührend aus der Zeit gefallenen Männerzeitschrift wird ihr warm ums Herz.

»Wie läufts mit Jamila?«, fragt sie.

Als Franco zuerst nichts erwidert, fragt sie: »Sorry, zu neugierig?«

»Es läuft gut«, sagt Franco. Er fährt sich mit der linken Hand über das Gesicht. »Sie trägt was mit sich rum, über das sie nicht reden will. Aber ich sag ihr ja auch nicht alles.«

»Ihr macht das schon«, sagt Nura.

Bei jeder Unebenheit der Straße kracht das Getriebe von Francos Auto. »Scheiß Stoßdämpfer«, sagt er.

Nura schaut sich den Pinguin an. In sich gekehrt sitzt er auf dem Boden. Scheint, als würde das Geschepper ihn beruhigen.

»Manchmal fühl ich mich wie ein Betrüger«, sagt Franco. »Weil ich dich engagiert hab. Sonst hätte ich Jamila hundertprozentig nicht kennengelernt.«

»Du bist kein Betrüger«, sagt Nura.

»Weiß nicht«, sagt Franco.

»Sieh es so«, sagt Nura. »Bei deinem Wettkampf wirst du allein der stärkste Mann Deutschlands. Ich hab dich nur angemeldet und dafür gesorgt, dass du die richtige Adresse findest.«

Franco erwidert nichts.

»Das war eine Analogie«, sagt Nura. »Der Wettkampf ist das erste Date. Erfolgreich warst du allein, ich hab dir nur gesagt, wann und wo.«

»Hab ich schon kapiert«, sagt Franco.

»Wir sind da«, sagt Nura.

Franco macht den Warnblinker an und stellt sich in die zweite Reihe. »Kommst du zurecht?«, fragt er.

Der Pinguin wirbelt mit seinen Flossen, stößt quietschende Schreie aus.

»Ich weiß nicht, ob das gut geht«, sagt Nura.

»Sieh es so«, sagt Franco, »den Buchvertrag hast du unterschrieben. Jetzt musst du abliefern.«

Nura zieht eine Augenbraue hoch.

»Das war eine Analogie«, sagt Franco.

»Aber keine besonders gute«, sagt Nura.

»Deswegen schreibst du das Buch und ich hebe die Gewichte. Viel Erfolg!«, sagt Franco und fährt davon. Nura steht mit dem Käfig in der Hand auf dem Kopfsteinpflaster wie eine Figur aus einer Stummfilmkömodie, fehlt nur noch die Melone auf dem Kopf.

Sie macht ihre kleine, nicht pinguintaugliche Badewanne randvoll. Die Lüftung surrt. Sie stellt alle Zimmerpflanzen, die sie hat, ins Bad, damit Ophelia es schöner hat.

»So, dann machs dir gemütlich«, sagt sie zu dem Pinguin und hebt die Vergitterung von der Box. Ophelia watschelt zaghaft auf den Fliesenboden und schaut sich um. Nura schließt die Tür und setzt sich an den Schreibtisch, um zu recherchieren. Auf der Website der *Abendzeitung* liest sie, dass der Einbruch in den Tierpark Hellabrunn, bei dem ein Humboldt-Pinguin gestohlen wurde, immer noch Rätsel aufgebe. Der Pinguin trage die Flügelmarke 23 und die Diebe sollen den Vogel schnellstmöglich zurückgeben, denn ohne Spezialnahrung habe er keine Überlebenschance.

Sie geht zurück ins Bad. Ophelia steht neben dem Klo.

Sie reckt ihre Kehle nach oben und gibt einen schnarrenden Laut von sich. Dann schüttelt sie sich und schaut Nura an. Ihr Blick sagt: Ich weiß doch auch nicht. An der rechten Flosse sieht Nura die kleine Metallklammer mit der 23. Im Kopf geht sie ihre Möglichkeiten durch. Polizei verständigen: ausgeschlossen. Sie weiß nicht, welche Konsequenzen das für Franco hat, geschweige denn für sie selbst. Ophelia zum Tierarzt bringen. Sich Anonymität zusichern lassen und den Tierarzt beauftragen, den Pinguin zurück zum Zoo zu bringen. Wäre möglich, aber auch riskant, wer weiß schon, an welchen Tierarzt sie gerät. Andere Möglichkeit: Warten, bis dieser Typ mit der kranken Mama sich meldet und dann zulassen, dass der Pinguin weiß Gott wohin weiterverkauft wird und dann mangels Spezialnahrung verhungert.

Sie geht zum Kühlschrank, holt eine Dose mit eingelegten Sardellen und leert sie in der vollen Badewanne aus. Der Badewannenrand ist zu hoch für Ophelia. Nura greift mit beiden Händen unter ihre Flossen und hebt sie in die Wanne. Das Gefieder ist weich, darunter eine Speckschicht.

Nura setzt sich aufs Klo und schaut Ophelia dabei zu, wie sie nach den Ölsardellen taucht, während sie auf den Schwangerschaftstest pinkelt. Erst weiß sie nicht, welcher Strich was bedeutet. Als sie zum vierten Mal nachgelesen hat, sagt sie zu Ophelia: »Ach du Scheiße.« Dann klingelt es an der Tür.

»Störe ich gerade?«, fragt Sascha.

»Nein, gerade passt es ganz wunderbar«, sagt Nura.

»Darf ich kurz reinkommen?«

»Nur, wenn du unter deinem Mantel was anhast. Dafür ist jetzt wirklich der falsche Zeitpunkt.«

Sascha reagiert nicht, sondern schaut fassungslos in den Flur. Nura hat die Badezimmertür nicht zugemacht.

»Das ist Ophelia. Ophelia, das ist Sascha.«

»Ach du Scheiße«, sagt jetzt auch er.

Ophelia wird unruhiger. Sie gurrt und schnarrt so laut, dass Nura Angst hat, die Nachbarn könnten es hören.

»Alles ist gut, kein Grund zur Aufregung«, sagt Nura, zur Pinguindame und auch zu sich.

Sascha sitzt auf dem Badewannenrand, und seine Aufmerksamkeit ist zum Glück so sehr bei Ophelia, dass Nura den Schwangerschaftstest unauffällig wegwerfen kann. Er erzählt, was er alles über Pinguine weiß und gelesen hat. Wo leben sie noch gleich? Arktis oder Antarktis? Nura schießen tausend Gedanken durch den Kopf. Irgendwann sagt sie: »Wir müssen irgendwas unternehmen.«

Sie locken Ophelia in den Hundekäfig. Aber auch nachdem sie zusammen mit Sascha den Pinguin in den Kofferraum des VW Polo gewuchtet hat, ist sich Nura noch immer nicht sicher, ob das wirklich eine gute Entscheidung war. Sascha setzt sich auf den Beifahrersitz. Los. Los. Los.

Sie parkt in der Nähe des Flamingo-Eingangs vom Tierpark Hellabrunn. Ophelia gibt aufgeregte Laute von sich und hackt mit dem Schnabel gegen das Gitter.

»Ganz ruhig, wir bringen dich nach Hause«, flüstert Nura und deckt den Käfig mit einem großen Handtuch ab. Sie geht in Richtung Eingang. Die Geräusche der Tiere sind alles, was zu hören ist. Es ist zwei Uhr nachts. Das Haus, in dem die Tierpfleger wohnen, liegt gleich an der Straße.

Sie klingelt viermal hintereinander und wirft zur Sicherheit noch einen Stein ans Fenster im ersten Stock. Sascha fährt vor, und als im ersten Stock das Licht angeht, steigt Nura ein und Sascha lässt die Reifen des Polo durchdrehen. Nura sitzt auf dem Beifahrersitz, im Rückspiegel sieht sie einen Tierpfleger in Boxershorts das Tuch über dem Käfig anheben und fühlt sich, als hätte sie gerade ihr Neugeborenes vor dem Heim abgelegt.

»Alles okay?«, fragt Sascha.

»Ja«, sagt Nura und wischt sich eine Träne weg, »war nur die Aufregung«.

Dabei kommt das Schwierigste noch.

Ein paar Kilometer weiter halten sie an und setzen sich ans Flussufer. Das Adrenalin wird langsam weniger. Sascha schaut in den Himmel.

»Im Westen von Addis Abeba gibts eine Straße, die zu einem kleinen Dorf führt«, sagt er. »Die hab ich gebaut mit drei anderen. Hinter dem Dorf ist auch ein kleiner See. Ich hab mal aus Versehen Wasser geschluckt beim Baden und war dann drei Wochen krank. Aber der See ist wunderschön, und ganz selten, wenn man Glück hat, kommen Elefanten vorbei.«

»Pinguine auch?«, fragt Nura.

»Keine Pinguine«, sagt Sascha.

Er holt tief Luft, und erst jetzt merkt Nura, dass er nervös seine Hände knetet.

»In dem Dorf hab ich vier Monate gewohnt, bis die Straße fertig war. Die Fördermittel aus Deutschland waren irrsinnig hoch, ich konnte machen, was ich wollte mit dem ganzen Geld, also hab ich einen Jeep gekauft und bin herumgefahren. Da war eine Frau in dem Dorf, sie hat direkt nebenan gewohnt. Sie hat mich begleitet auf meinen Safaris. Sie ist schnell schwanger geworden. Im fünften Monat war die Straße fertig. Als ich heimgekommen bin, hatte sie starke Schmerzen im Unterleib. Das nächste Krankenhaus ist Stunden entfernt. Das Kind war schon tot, als wir angekommen sind. Kurz danach bin ich zurück nach Deutschland, weil das Projekt fertig war. Und seitdem werde ich das Gefühl nicht los, dass ich vor irgendeiner Form der Verantwortung oder Schuld davongelaufen bin.«

»Habt ihr noch Kontakt?«

»Wir schreiben.«

»Oft?«

»Jeden Tag. Ich hab ihr versprochen, dass ich wiederkomme.«

Du wirst aber hier gebraucht, denkt Nura.

»In drei Wochen fliege ich zu ihr«, sagt Sascha.

Du Wichser, denkt Nura, was solls, ich schaff das auch allein.

»Wir hatten nie eine Chance, oder?«, fragt sie.

»So hab ich darüber noch nie nachgedacht«, sagt Sascha.

Aber da interessiert es Nura schon nicht mehr, wie er denkt.

Zu Hause sitzt sie im Bad und liest immer wieder den Beipackzettel des Schwangerschaftstests. Kein Pinguin mehr da. Nur noch eine fünfunddreißigjährige Frau mit vielen Pflanzen im Bad.

FRANCO

Als Franco am nächsten Tag vergeblich versucht, den Pinguin wieder abzuholen, sagt Nura: »Wie kann ich es wiedergutmachen?«

Sie sieht aus, als hätte sie schlecht geschlafen. Franco fragt nichts, sondern sagt: »Immerhin hat er nur den Pinguin verloren und nicht seine Mama.«

Im Body Gym gibt es eine schwarze Kasse. Franco zahlt sich selbst ein zusätzliches Gehalt aus, um das Ganze in Ordnung zu bringen.

Mit dem Geld fährt er in die Vorstadt. Als Oberländer die Tür aufmacht, sieht er noch beschissener aus als sonst. Schwefelgelber Teint, Haare so fettig, als hätte er sie mit Butter eingeschmiert.

»Servus«, sagt er.

»Wie gehts der Mama?«, fragt Franco.

»Schlecht.«

»Wie gehts dir?«

»Super, prächtig, siehst ja«, meckert Oberländer und rotzt einen stattlichen Schleimpfropfen in den Spucknapf neben der Tür. »Wo ist die Ophelia?«

Franco zückt den Geldbeutel.

»Da musst du was drauflegen. Wie erklär ich dem Käufer, dass seine Tochter jetzt keinen Pinguin kriegt?«, schnarrt Oberländer. »Das ist ein Scheich, die Scheichs sind schnell beleidigt!«

Franco gibt ihm noch ein paar Geldscheine. »Der Rest ist Trinkgeld«, sagt er.

»Trotzdem ein Scheiß«, sagt Oberländer. »Wo krieg ich jetzt einen neuen Pinguin her?«

Noch vier Tage bis zum Wettkampf. Frau Dienst ist Jamilas Therapeutin. Als Franco angerufen hat, um einen Termin zu buchen, dachte sie zuerst, es gehe um ein Beziehungsproblem und wollte schon darauf hinweisen, dass Paartherapie nicht von der Kasse übernommen wird. Aber darum geht es nicht.

Der Raum ist schlicht und der Blick von Frau Dienst therapeutisch. Erst fängt Franco an, was von Muskelfasern zu erklären. Dass man normalerweise nur zehn Prozent davon anspannen kann, aber dass es Fälle gibt, bei denen das anders ist, dass zum Beispiel eine Mutter ein Auto hochheben kann, wenn ihr Kind darunter eingeklemmt ist. Franco benutzt sogar den Fachausdruck *intramuskuläre Koordination*, den er in einem Youtube-Video gelernt hat, aber dann kürzt er den sportwissenschaftlichen Vortrag ab auf das Wesentliche.

»Was ich brauche, ist eine Kampf-oder-Flucht-Situation. Ist für einen Wettkampf. Damit ich Leistung bringen kann.«

»Also, das ist nicht meine Expertise«, sagt Frau Dienst. »Und ich kann Ihnen auch keinen qualifizierten Ratschlag geben. Was ich gleich sage, ist aus therapeutischer Sicht keine gute Idee, und ich sage das nur«, sie zeigt auf die zweihundert Euro, die Franco auf den Tisch gelegt hat, »weil Sie nicht mein Patient sind«. Frau Dienst rückt die Brille gerade, den Berufsethos nimmt sie sich später vor. »Sie müssten vermutlich herausfinden, was Ihre größte anzunehmende Katastrophe ist, ein bestimmtes Szenario, in das Sie aktiv eingreifen können, und sich dann genau da reinversetzen, kurz bevor Sie die körperliche Leistung erbringen.«

»Größte Katastrophe«, sagt Franco. »Hm.«

»Kampf oder Flucht, das ist eine Entscheidung, vor der man steht, wenn man Angst hat. Vielleicht müssen Sie sich überlegen, wovor Sie am meisten Angst haben.«

Fliehen. Kampf. Angst. Erst Nura, jetzt Frau Dienst. Wieso fragt ihn jeder, wovor er Angst hat? Angst macht träge. Ganz kurz blitzt die Erinnerung an seinen Onkel auf. Schritte im Flur. Stimmen in der Küche, die er nicht kennt. Seine Zimmertür geht auf. Was ist denn jetzt los? Franco fährt rechts ran. Er steigt aus und zwingt sich, durchzuatmen. Es sticht in der Brust. Er kriegt keine Luft und hat das Gefühl, dass sein Arm taub wird. Franco googelt *Herzinfarkt Symptome*. Keine gute Idee. Handy wieder aus. Am Seitenstreifen steht er auf einer zertrampelten Wiese und lehnt sich an einen Baum. Der Verkehr rauscht vorbei. Franco ist wieder zehn Jahre alt. Steht am Straßenrand und will so weit weg wie möglich, streckt den Daumen raus, aber niemand hält an. Er spürt die magnetische, böse Kraft des Drecksacks, die seine Beine bleischwer macht und seine innere Kompassnadel zum Durchdrehen bringt. Norden, das war immer die Hoffnung, dass der Scheiß vorbeigeht, aber jetzt weiß er nicht mehr, wo Norden ist. Mit aller Kraft versucht er, sich das Gesicht seiner Mutter vorzustellen, aber er schafft es nicht. Mit fahrigen Händen holt er aus dem Geldbeutel ihr Foto, das einzige, das er von ihr hat. Sie sitzt am Strand und lächelt ein warmes Lächeln in die Kamera. Sie trägt einen Strohhut. Er hat ihre Augen.

Langsam wird es besser. Als Franco sich traut, sich wieder ins Auto zu setzen, sucht sein Blick sofort das Foto seiner Tochter am Rückspiegel. Gianna sieht ihn so selten, dass es ihr vorkommen muss, als würde es ihn gar nicht wirklich geben. Dabei will er doch für sie da sein. Er will sie beschützen, das ist alles, was er wirklich will.

Und plötzlich ist der Gedanke in seinem Kopf. Es ist abstrakt genug, dass es ihn nicht lähmt und trotzdem real genug, dass Franco genau die Wut spürt, die er für die 440 Kilo brauchen wird. Er braucht jetzt nur noch jemanden, auf den er die Wut richten kann.

Oberländer nimmt die Puppe widerwillig in die Hand. »Bitte«, sagt Franco. »Ich schaff das sonst nicht.«

»Ehrlich, des is krank«, sagt Oberländer. »So einer bin ich net.«

»Nein, bist du nicht«, sagt Franco. »Du bist mein Freund. Und ich revanchiere mich, ich versprechs.«

Oberländer schaut zutiefst hilflos. »Bitte tu mir nichts«, sagt er. Er hat ehrlich Angst, das sieht Franco.

»Ich tu dir nichts«, sagt Franco.

Oberländer schüttelt noch mal den Kopf und windet sich, aber dann geht er ins Zimmer.

Franco geht raus in den Flur. Wartet. Sammelt sich. Und los.

Er hört ein Quietschen. Macht die Tür auf. Lichtschlitze durch den geschlossenen Rollladen. Schemen des Raums. Oberländer. Seine Tochter. Dann macht es Klick.

»Bitte, Franco, bitte«, sagt Oberländer. Franco schaut auf seine Hände, wie sie sich in Oberländers offenes Hemd graben und ihn gegen die Wand drücken. Seine Füße sind in der Luft. Er lässt los. Die Puppe liegt im Bett. Oberländer schnauft.

»Tut mir leid«, sagt Franco.

»Scheißdreck, verpiss dich«, keucht Oberländer.

»Danke«, sagt Franco.

»Raus«, sagt Oberländer.

Als Franco draußen auf der Straße steht, hat er das Gefühl, unter Wasser zu sein. Zu Hause riecht er an den Pfingstrosen auf dem Küchentisch und spürt, dass er an etwas kratzt, an dem man nicht kratzen sollte.

Kurz zögert er, wegen der Abmachung, aber niemand hat darüber zu bestimmen, wann er seine Tochter sprechen will, also wählt er.

»Kannst du kurz Gianna ans Telefon holen?«

»Franco, wieso rufst du an? Du kennst doch unsere Abmachung.«

»Bitte, ich will sie nur kurz hören. Wieso hat sie eigentlich noch kein eigenes Handy?«

»Sie ist zu jung.«

»Ist das Papa?«

»Ja, willst du ihn kurz sprechen?«

»Ich spiel gerade.«

»Sie spielt Barbie.«

»Bella, hörst du mich?«

Männerstimme aus dem Hintergrund: »Wieso ruft er an? Sag ihm, dass das aufhören muss.«

»Was mischt sich der Idiot ein«, sagt Franco.

»Franco, nächste Woche siehst du sie. Sie will jetzt nicht ans Telefon. Ja? Tut mir leid.«

Männerstimme aus dem Hintergrund: »Wieso sagst du, dass es dir leid tut?«

»Sag dem Idioten, er soll sich nicht einmischen«, lässt Franco ausrichten. Statt dem Idioten mitzuteilen, dass er ein Idiot ist, nennt Antonella ihn, Franco, den »wahren Idioten«, als Jamila in die Küche kommt. Gerade rechtzeitig legt Franco auf. Jamila legt die Hände auf seine Schultern.

»Wer war das?«, fragt sie.

»War wegen der Arbeit«, sagt Franco. »Blumenbestellung.«

»Ist dir was aufgefallen?«, sagt Jamila. »Ich hab den Pfingstrosen neues Wasser gegeben.«

Das ist Franco nicht aufgefallen, dafür etwas anderes, ein Zusammenhang: Je besser sich Jamila um die Pflanzen in der Wohnung kümmert, desto schlechter kümmert sie sich um sich selbst. Er sieht den Schatten um ihre Augen.

»Ist alles okay?«, fragt er.

»Kennst mich doch«, sagt Jamila lächelnd. »Bei mir ist immer alles okay. Und bei dir?«

»Ich glaube, mit mir stimmt was nicht«, sagt Franco.

»Was meinst du?«

»Weiß auch nicht. Vielleicht mit meinem Herz.«

»Vielleicht gehst du mal zum Arzt.«

»Vielleicht.«

Als Franco sie umarmt, fühlt er, dass Jamila wieder dünner geworden ist. Als er sie küsst, nimmt er hinter dem Minzgeruch die Magensäure wahr. »Wir sind schon welche, hm?«, sagt er.

»Wir sind schon welche«, sagt Jamila.

In der Nacht vor dem Wettkampf steht Franco auf, leise, um Jamila nicht zu wecken. An seinem feinsäuberlich für den nächsten Tag aufgehängten Deadlift-Suit vorbei schleicht er sich durch den Flur nach draußen.

Es war klar, dass er heute nicht gut schlafen kann. Dafür ist der kommende Tag dann doch zu groß. Er spürt seine Knie, er spürt sie immer. Fünfundvierzig ist er jetzt. Das ist seine erste und seine letzte Chance.

Die Nacht ist kühl. Franco geht Richtung Isar und denkt an seine Mutter. Wäre sie stolz, wenn sie ihn heute sehen würde?

Egal, ob das morgen klappt oder nicht, danach lässt er es gut sein. Danach übernimmt er die Gärtnerei und sucht sich mit Jamila zusammen eine schöne neue Wohnung.

Das Wasser steht hoch, es hat viel geregnet in letzter Zeit. Die Isar ist bis über den Uferweg getreten, die Bäume stehen im Wasser.

Franco hat ganz stark im Gefühl, dass der Wettkampf

ein Wendepunkt ist. Die 440 Kilo teilen sein Leben in ein Vorher und ein Nachher. Lang konnte er nur bis zum Moment des Hebens denken, dahinter war Schluss, dafür hat die Fantasie nicht gereicht. Seit Jamila in seinem Leben ist, sieht er das Nachher. In schönen Farben. Gleichzeitig hat er Angst davor, den Biss zu verlieren. Den unbedingten Willen. Manchmal denkt er, er verrät sich selbst dadurch, dass die 440 Kilo nicht mehr das Wichtigste in seinem durchwachsenen Leben sind.

Klar ist es Aberglaube, aber wie vor jedem Wettkampf will Franco eine gute Tat vollbringen, um die Götter auf seiner Seite zu haben. Bei der Brudermühlbrücke sieht er einen schlafenden Obdachlosen auf einer Bank. Er hat nur ein T-Shirt an. Franco sieht seinen Atem in der kalten Luft.

»Alles okay, Meister?«, fragt er.

Der Obdachlose sieht aus der Nähe gepflegter aus, wohl doch nur ein Normalo, der eine harte Nacht hatte. Franco gibt ihm seinen Pulli. Das wird die Götter gnädig stimmen.

Als er zurück zur Wohnung kommt, ist Jamila wach. Sie hat schon den Magerquark mit Eiweißpulver angerührt und Kaffee gemacht.

Franco ist aufgeregt. Jamila schneidet ihm auf dem Hocker in der Badewanne die Haare und rasiert seinen Rücken mit Schaum. Dadurch wird er etwas ruhiger. Dann beginnt er mit den Vorbereitungen. Er macht das Schlafzimmer dunkel, setzt sich zwanzig Minuten auf den Boden und konzentriert sich auf seine Atmung, wie Frau Dienst es ihm in der Hypnosestunde gesagt hat.

Der Herkulessaal ist fast ausverkauft. So ein Publikum saß noch nie auf den ehrwürdigen Stühlen, und das wird es wahrscheinlich auch bald nicht wieder. Muskelshirts, Bizepse, Rückenakne. Franco stellt sich vor, dass im Austausch die Klassik-Fans im Frack zum Body Gym kommen. Das wäre auch mal interessant.

Er kriegt kaum Luft in seinem Deadlift-Suit. Der Anzug presst wie ein Druckverband seinen ganzen Körper zusammen.

Die Freikarten für die erste Reihe haben Steve, Severin, Herbert, Amelia, Ercan, Jamila und Nura bekommen, außerdem Herr Junghans aus der Gärtnerei. Eine Karte hat er für seine Tochter aufgehoben, aber nur als Andenken, sie soll nicht kommen, das ist kein Event für kleine Kinder. Die letzte Karte hat Oberländer gekriegt. Er sitzt wie abgesprochen ganz außen und wartet auf seinen Einsatz.

Ercan hat stark abgenommen. Er sieht aus wie zusammengeschrumpft. Seinen Dialysetermin hat er extra verschoben, um hier zu sein. Niereninsuffizienz vom jahrelangen Steroidmissbrauch. Aber er hat Fotos von seiner besten Zeit. Die sind für die Ewigkeit. Alles andere kriegt man in den Griff. Am letzten Tag des Body Gyms will er einen Tag der offenen Tür machen. Alle aus dem Viertel dürfen kommen und gratis trainieren. Damit sie sehen, was sie kaputtgemacht haben mit ihrem Geld, ihren glatten Gesichtern und ihren plärrenden, schönen Kindern in ihren hübschen und zerbrechlichen Kinderwagen. Mit Ercan's Body Gym verschwindet die letzte Unebenheit, dann sind sie endlich ganz unter sich.

Amelia hat ein schönes Kleid angezogen. Es ist das erste Mal, dass sie eines trägt seit mindestens fünfzehn Jahren. Natürlich haben die Leute dumm geglotzt in der U-Bahn, aber es gibt immer welche, die dumm glotzen.

Franco befestigt die Zughilfen an seinen Handgelenken, zwei Ledergurte. Das Bühnenlicht ist auf die Stange gerichtet. Die Gewichte sind groß und grün, offizielle Wettkampfgewichte. Die Musik geht aus. Franco zerbricht eine kleine Ampulle mit Ammoniak und riecht an der Flüssigkeit. Sein Kopf wird frei. Rhythmischer Applaus, als er auf die Bühne tritt, die Ankündigung wie auf dem Jahrmarkt.

»The Italian Stallion, Francesco Cristofaro!«

Seine Hände schließen sich um den Stahl. Er schaut auf den Boden und zählt bis zehn. Dann hebt er den Kopf und sein Blick sucht Oberländer. Er gleitet über seine Freunde, aber die darf er jetzt nicht anschauen.

Da ist er. Die beiden sehen sich in die Augen, sonst gibt es nichts mehr. Oberländer nickt. Franco geht in die Knie. Der Deadlift-Suit drückt Blut in seinen Kopf. Er atmet ein, so tief es geht, die ganze Lunge voll. Dann schließt Franco die Augen. Er geht in ein dunkles Zimmer. Schemen des Raums, Licht durch Schlitze im Rollo, Staub in der Luft.

Keuchen.

Ein knarzendes Bett.

Entsetzen.

Und dann zieht Franco mit aller Kraft Oberländer von seiner Tochter weg.

NURA

Nura sieht, wie Francos Kopf purpurrot wird. Seine Halsschlagader ist so dick wie ein Tau. Die Anstrengung verformt seinen Kopf. Es ist verstörend. Sie kann nicht mehr hinschauen. Am Jubel hört sie, dass er es schafft. Als sie den Kopf wieder hebt, ist Franco auf die Knie gegangen. Die Leute sind aufgestanden und feiern ihn, aber Nura sieht, dass was nicht stimmt. Sie läuft zu ihm hin und löst den engen Anzug vorne an der Brust. Als der Reißverschluss aufgeht, verliert Franco das Bewusstsein.

Hinter der Bühne legt sie Eis in seinen Nacken. Seine Nase hört nicht auf zu bluten. Ein Rettungssanitäter kontrolliert seinen Puls. Jamila nimmt Francos Kopf zwischen die Hände, aber es sieht nicht so aus, als würde er sie erkennen.

Der Krankenwagen fährt mit Blaulicht davon.

Nura besorgt zwei Cola und zwei Snickers aus dem Automaten. Es ist ungewöhnlich ruhig in der Notaufnahme. Jamila und Nura sind die einzigen Menschen im Wartebereich. Eine Schwester kommt vorbei und erklärt, dass die Untersuchungen noch laufen, eine Verlegung sei notwendig gewesen, um ein ausreichend großes MRT-Gerät für diesen großen Mann zu finden. »Wir tun, was wir können«, sagt die Schwester zu Jamila. »Ihr Mann wird bestmöglich versorgt.« Dann wird es wieder ruhig. Neonröhren beleuchten die grünen Flure.

»Du willst was über Franco schreiben, stimmt das?«, fragt Jamila nach einer Weile. »Woher kennst du ihn eigentlich?«

»Über meinen Freund, er trainiert in Francos Fitnessstudio«, lügt Nura.

»Worüber soll das Buch gehen?«

»Über einen, der seine Vergangenheit hinter sich lassen will. Es soll ein Roman werden, ist alles ausgedacht, aber mir fällt das leichter, wenn ich jemanden vor Augen habe, den es wirklich gibt.«

Jamila isst ihr Snickers. Selbst jetzt schaut sie auf der Verpackung nach. 488 Kalorien. 488 Teilchen Energie, die verhindern, dass sie sich auflöst.

»Du hast eine Affäre mit ihm, oder?«

»Was? Nein!«

Jamila lächelt müde. Die Klimaanlage ist zu stark. Sie zieht sich einen Pulli über.

»Wir fragen uns nichts, weißt du? Wir fragen uns nichts Wirkliches. Alles was wir machen, ist uns wärmen, damit wir nicht erfrieren in dieser Packeiswüste.«

Sie legt ihren Kopf auf Nuras Schulter.

»Ist mir egal, ob ihr eine Affäre habt. Ist mir wirklich egal.«

»Ich sitze hier, weil ich dich nicht allein lassen will«, sagt Nura. »Ich weiß, wie sich das anfühlt, wenn man in solchen Momenten allein wartet. Nichts weiter.«

Jamila reagiert nicht.

Eine Ärztin kommt ins Wartezimmer.

»Wir haben bei Herrn Cristofaro eine Blutung im Gehirn festgestellt. Er ist bereits im OP, dort verringern wir den Gehirndruck.«

»Wie schlimm ist es?«, fragt Jamila. »Wird er wieder gesund?«

»Ich kann Ihnen versichern, dass wir ihn bestmöglich versorgen«, sagt die Ärztin. Nura bemerkt, dass das schon das zweite Mal ist, dass jemand die Floskel *bestmöglich versorgen* benutzt. Bestmögliche Versorgung bedeutet schlechteste Diagnose.

»Ich sage sofort Bescheid, wenn die OP beendet ist«, sagt die Ärztin. »Wir haben die Blutung früh bemerkt, Herr Cristofaro hat gute Chancen.«

Gegen zwei Uhr teilt die Ärztin mit, dass die OP gut verlaufen ist und Franco auf die Intensivstation verlegt wurde.

Die Morgensonne macht das Zimmer hell. Als die Frühvisite beendet ist, dürfen Nura und Jamila den Raum betreten. Franco schläft.

Die Ärztin fragt Jamila: »Sind Sie Herr Cristofaros nächste Angehörige?«

Als wäre sie gerade vor Gericht vereidigt worden, sagt Jamila: »Ich bin seine Freundin.«

Als Nura dabei ist, die Tür zu schließen, hört sie die Ärztin sagen, dass sie bei den Untersuchungen bei Franco eine ganze Reihe anderer Probleme gefunden haben. Dann fällt die Tür ins Schloss.

FRANCO

Das Letzte, an das Franco sich erinnern kann, ist ein Ton. Der Ton von einer Glühbirne, die durchbrennt. Langsam macht er die Augen auf.

»Spüren Sie das?«, fragt jemand. Franco schüttelt den Kopf.

»Und das?« Ein kleiner Stich. »Ja.«

Der Arzt leuchtet in sein Auge.

»Wie fühlen Sie sich?«, fragt er.

»Okay«, sagt Franco. Sein Mund fühlt sich taub an. Er muss auf die Toilette und will aufstehen, aber er weiß nicht mehr, wie.

»Ruhen Sie sich noch ein bisschen aus. Ich komme später vorbei, dann können wir ausführlich reden«, sagt der Arzt.

Es gibt eine Chance, dass es wieder gut wird. Das ist alles, was Franco den Arzt später sagen hört. Das andere spielt keine Rolle. In seinen Befund schaut er nicht rein, würde er wahrscheinlich sowieso nicht verstehen.

»Herr Cristofaro, Sie haben Besuch.«

An der Hand ihrer Mutter betritt Gianna das Zimmer. Franco rückt seinen Kittel gerade und versucht, sich ein bisschen aufzusetzen.

»Hallo, Bella.«

Sie bleibt ein bisschen entfernt vom Bett stehen.

»Geh ruhig hin«, sagt Antonella. Franco schaut sie an, spürt sofort, dass er sie immer noch liebt.

Sie ist nicht mehr jung, er ist nicht mehr jung, zwischen ihnen ist so viel passiert. Jedes Jahr versucht man wieder, es so gut wie möglich zu machen und lädt trotzdem mehr auf sich, mehr Schuld, mehr Trauer, mehr Wut, und irgendwann ist alles ein Scheiß. Gianna traut sich nicht zum Bett und bleibt hinter ihrer Mutter stehen.

»Danke, dass ihr gekommen seid«, sagt Franco. Seine Aussprache ist verwaschen, er schafft es nur mit Mühe, die Worte zu formen.

Antonella wischt sich eine Träne aus dem Auge. Franco sieht sie vor seinem inneren Auge als junges Mädchen in Reggio Calabria im Hotelzimmer am Fenster stehen. Wie sie raucht und dann zurück ins Bett kommt.

»Was hast du denn nur gemacht?«, fragt sie.

»Ich sehe euch und frage mich genau das«, sagt Franco.

Er findet keine Position im Bett, die dem Anlass angemessen wäre. Gianna sieht ihn an wie einen Fremden. Er will irgendwas machen, um die Fremdheit zu verringern, zu überbrücken, einen Schritt auf sie zuzugehen. Er streckt seine Hand aus und berührt sie am Ellbogen.

»Es gibt eine Chance, dass es wieder gut wird«, sagt er und meint alles.

Im selben Moment kommt Jamila wieder ins Zimmer.

»Wer bist du denn?«, fragt sie das Mädchen, das sie noch nie zuvor gesehen hat.

NURA

Die Humboldt-Pinguine sehen sich sehr ähnlich. Trotzdem ist Nura sich sicher, dass sie Ophelia erkennt. Das schwarze Band, das über ihr weißes Gefieder läuft, ist in der Mitte leicht durchbrochen. Das ist ihr gar nicht aufgefallen, als Ophelia in ihrem Bad war. Sie hat es erst auf den Zeitungsfotos gesehen, als Ophelia kurz zum Star des lokalen Boulevards wurde.

Diebe geben Pinguindame zurück
Pinguindame glücklich wiedervereint mit Partner
Rekord-Besuchszahlen im Tierpark Hellabrunn
Wieder Pinguin verschwunden – Nachahmertat?

Kinder essen Zuckerwatte, Erwachsene versuchen, den Überblick zu behalten, die Luft ist voller Geräusche. Seit sie weiß, dass sie schwanger ist, fallen Nura überall Kinderwagen auf. Sie fasst sich an den Bauch. Noch nichts zu bemerken. Um die Mittagszeit verlässt sie den Tierpark durch den Haupteingang und geht zu Fuß zurück zur Klinik. Kleine Gruppen grillen am Ufer des Flusses. Die Rauchschwaden ziehen nach Osten, über das Giraffengehege. Die Giraffen werden unruhig. Ihr Gehirn sagt ihnen, dass die Savanne brennt.

Franco ruht sich aus. Als Nura reinkommt, öffnet er kurz die Augen und schließt sie schnell wieder. Er sieht unendlich müde aus. Über einen Zugang am rechten Unterarm läuft eine klare Flüssigkeit in seinen Körper.

»Vorhin war Gianna da«, sagt Franco.

»Wie schön«, sagt Nura.

»Jamila war auch da.«

»Ich weiß«, sagt Nura.

»Sie wusste nicht, dass ich eine Tochter habe.«

Franco öffnet die Augen.

»Sie ist gegangen, und ich erreich sie jetzt nicht.«

»Mach dir keine Sorgen«, sagt Nura so überzeugend wie möglich. »Du musst dich jetzt ausruhen.«

Der amtierende stärkste Mann Deutschlands verdeckt mit einem Teil seines Bettlakens den Katheter am Bettrand, der gerade beginnt, sich zu füllen. Plötzlich ist sich Nura nicht mehr sicher, ob sie über ihn schreiben können wird.

»Wenn ich dich nicht getroffen hätte, würde ich allein hier liegen«, sagt Franco.

Nura legt ihre Hand auf seine Wange. Seine braunen Augen haben einen kupferfarbenen Ring um die Pupille. Sein Atem riecht nach nichts. Seine Lippen sind trocken. Ganz sacht berührt Nura sie mit ihren. Kurz nur, so kurz, dass sie sich gleich danach nicht mehr sicher ist, ob das wirklich passiert ist oder nicht.

»Tut mir leid, ich weiß nicht, was das war«, sagt sie sofort.

Bevor Franco etwas antworten kann, sagt sie:

»Ich geh jetzt besser.«

4

In der Gefangenschaft verändern Pinguine ihr Verhalten. Sie stellen sich nicht mehr nah zueinander, um sich zu wärmen, weil es hier nie wirklich kalt wird. Sie werden aggressiver und weniger alt. Aber die Partnerschaften, die sie eingehen, sind noch fester als in Freiheit, sie halten mit wenigen Ausnahmen ein Leben lang.

NIKO

Im Fitness ist alles anders. Obwohl er höchstens drei Wochen nicht da war, erkennt Chloe ihn nicht mehr. Kein *Hallo Wolverine*, kein Fistbump, nur das von der Geschäftsleitung vorgeschriebene *Willkommen, bitte leg dein Band auf.* Niko geht, nachdem er sich durch einen Desinfektionsspender die Hände sauber gemacht hat, nach oben, die Herrenumkleide ist im dritten Stock. Im Zwischenstockwerk wummert durch schallgeschützte Glaswände ein Bass aus einer riesigen Box, Niko spürt ihn im Boden. Eine Trainerin, die aussieht wie computeranimiert, schreit schwitzende, rote Körper an, die sich mit zitternden Armen immer wieder vom Boden wegdrücken. Auf den Cardiogeräten im perfekt auf 22 Grad klimatisierten zweiten Stock laufen Männer und Frauen in Under-Armour-Uniformen alle in die gleiche Richtung, zum Fenster, ohne jemals dort anzukommen, und schauen auf den Bildschirmen schwitzend und voller Sehnsucht Videos von der Natur an.

An der Brustpresse will Niko das automatische Mitzählen deaktivieren, aber es erscheint eine Fehlermeldung. Laut ermahnt ihn die Maschine zu einer Pause, die er nicht macht, und bei der fünfzehnten Wiederholung schaltet sich das Gerät automatisch ab, weil sein

Armband den gefährlich erhöhten Puls erkannt und per Bluetooth weitergegeben hat. Niko drückt weiter die Presse zusammen, drückt, damit Farjad endlich aus seinem Kopf verschwindet. Er drückt, aber die Presse hat keinen Widerstand.

Oben im dritten Stock beim Schwimmbad gibt es einen Notausgang, der nach draußen auf eine Dachterrasse führt. Niko kühlt sich ab im Wind. Als er wieder rein will, klemmt die Tür und er muss klopfen. Vier Vorbeigehende ignorieren ihn. Er klopft, zwei schauen nicht, zwei schauen und gehen dann weiter. Erst die Putzfrau macht ihm auf.

Unten kauft er einen Shake an der Bar, 20 Gramm veganes Proteinpulver mit Mandelmilch, Shaker-Einstellung cremig, vier Euro neunzig auf seinem Armband. Es piepst, weil Niko rausgehen will, ohne zu bezahlen. »Haben wir was vergessen?«, fragt eine dunkellockige Mitarbeiterin mit operierter Nase. Niko murmelt irgendwas und legt fünf Euro auf den Tresen. Sie nimmt den Schein mit einem beleidigten Blick.

Die Wärmebildkamera beim Rausgehen erkennt eine erhöhte Temperatur und eine Stimme weist Niko an, auf Anzeichen wie Kopfschmerzen oder Übelkeit zu achten und gegebenenfalls den Hausarzt aufzusuchen.

Zu Hause erreicht ihn eine neue Nachricht von Farjad, der *without any pressure* nur noch mal nachfragen will wegen seiner Situation und seiner Bitte, er bekomme zunehmend Probleme. Niko tut es weh, aber er blockiert ihn. Instagram fragt ihn, ob er seinen Account wieder aktivieren will. Er schiebt die Push-Mitteilung weg. Dann versucht er das Gleiche mit seinem schlechten Gewissen, aber es funktioniert nicht. Er muss an seinen ehemaligen Deutschlehrer denken. Ein Hosenträger tragender, weißbärtiger Unsympath, der bei jeder Gelegenheit einen zynischen Spruch wiederholt hat, den Niko schon immer gehasst hat, früher, weil er sich geweigert hat, ihn hinzunehmen, und heute, weil er schrecklicherweise seinen wahren Kern zu spüren bekommt: Jeder ist sich selbst der Nächste.

Der Kühlschrank brummt unregelmäßig, bevor er den Geist aufgibt. Als Niko in allen möglichen Schubladen nach einer Kühltasche sucht, spürt er schon, dass was im Anflug ist, was genau, weiß er nicht, aber es kommt, er setzt sich hin, und dann geht es los, er wählt den Notruf, aber bevor er auf Grün drückt, ebbt es ab. Dann wählt er wieder Nuras Nummer, er hat das Gefühl, es ist die einzige Nummer, die ihm wieder ein bisschen Klarheit verschaffen kann.

Diesmal geht sie Gott sei Dank dran.

»Hallo?«

»Hallo, Nura?«

Stille am anderen Ende der Leitung.

»Passt es gerade nicht?«

»Sorry, ich bin nur perplex, dass du anrufst. Ich warte gerade auf einen Rückruf, war mit den Gedanken bisschen woanders.«

»Ich will nicht lang stören, ich wollte nur fragen, ob du … ob du Lust hättest, dich auf einen Kaffee zu treffen.«

NURA

Sein Körper hat sich so sehr verändert, dass Nura ihn zuerst an seinem Gang erkennt. Sie umarmen sich vorsichtig. Nura riecht sein Haarwachs, *got2b Strandmatte*, und erinnert sich sofort an die Zugfahrt, bei der es klar war, dass es nicht mehr weitergeht. Wie sie seine Hand nahm. Durch das offene Fenster drang frische Luft in den Gang vor dem Abteil. Gleichmäßiges Rattern der Schienen.

Langsam dämmerte es draußen, und am Ende des Ganges begann der Schaffner mit den Vorbereitungen für das Frühstück, das im Nachtzug gegen Ende der Fahrt serviert wird. Niko legte seinen Arm um sie und zog sie so nah an sich, wie er konnte. Er roch sie, ein Hauch der *Kaufmann´s-Creme*, die sie für ihre Lippen verwendete, und sie roch ihn, Reste von seinem Haarwachs. Gleichmäßiges Rattern zum Ende hin. Der Schaffner brachte das Frühstück, Kaffee aus Metallbechern und Marmeladenbrot. Normalerweise würde er sie auffordern, den Gang frei zu machen und zurück in das Abteil zu gehen, aber es war kaum etwas los in diesem Wagon, also sagte er nichts.

Zwei, die zusammen erwachsen geworden waren, hielten sich und kannten jeden Geruch des anderen, jedes Atemgeräusch und jede Angst. Noch fuhr der Zug.

Noch konnten sie für sich sein. Aber wichtig ist nie die Fahrt, sondern immer die Ankunft.

»Anders siehst du aus«, sagt er.

Nura erschrickt. Sie ist im dritten Monat. Sieht man schon etwas?

»Du trägst deine Haare offen«, sagt er. »Schön.«

Sie sieht auch all die Dinge, die an Niko anders sind, sein Bart, seine Haare, sein Körper. Er versucht, seine innere Zerrissenheit von außen zu reparieren. Aber er zappelt noch genauso mit den Beinen, wenn er sitzt, und sein Blick wandert ruhelos durch den Raum.

»Schön, dich zu sehen«, sagt sie.

»Find ich auch«, sagt er.

Fünfzehn Minuten lang reden sie über Unwichtiges. Niko erzählt von seinem Job bei Herbalife, und Nura stochert in ihrem Kuchen herum und weiß nicht, ob sie ihm sagen soll, dass sie schwanger ist. Und dass Sascha der Vater des Babys ist.

Kurz ist es still. Fast sagt sie es, aber er ist schneller als sie.

»Ich hab Sascha wiedergetroffen«, sagt er.

»Was? Wann?«

»Vor einem Monat ungefähr.« Nura beginnt zu rechnen. Das muss kurz vor Saschas Flug nach Äthiopien gewesen sein.

Er hält kurz inne. »Alles okay? Du schaust, als hättest du einen Geist gesehen.«

»Ja ja, alles okay«, sagt Nura. Was kommt denn jetzt?, denkt sie. Was zum Teufel kommt denn jetzt?

»Sorry, ich bin nervös«, sagt Niko. »Ich erzähl einfach, wie es war.«

»Okay«, sagt Nura.

»Wir haben bei Grindr gematched.«

»Was?!«

»Wir hatten beide keine Fotos von unseren Gesichtern in unseren Profilen.«

Kurze Stille.

»Zwischen uns, das war früher mehr als eine Freundschaft. Das wussten wir beide immer.«

Nura merkt, wie ihr Gesicht versteinert.

Niko schaut hilfesuchend.

»Alles okay«, sagt Nura, »red einfach weiter«.

Und Niko redet. Nura beginnt zu verstehen, endlich kann sie das Gefühl greifen, das sie während der ganzen Beziehung hatte.

»Ich glaub, ich versuche noch mal, Kontakt mit ihm aufzunehmen. Ihm zumindest zu sagen, dass es mir leid tut«, sagt Niko. Nura versucht sich an einem bestärkenden Lächeln. Als sie sich zum Abschied umarmen, schaut sie in einen schwarzen Abgrund.

NIKO

Nach dem Treffen läuft Niko eine Weile ziellos die Straßen entlang. Ohne Grund betritt er ein Wettbüro, setzt sich auf einen grauen Drehstuhl und schaut sich fünf Minuten lang ein Erstligaspiel aus Tunesien an. Er geht wieder nach draußen und läuft zu Fuß bis zu einem Park. Mitten auf der Wiese bleibt er stehen und holt sein Handy raus.

»Dejan, dein Vater ist immer noch Detektiv, oder?«

»Ja, Ladendetektiv.«

Dejan hatte früh seine eigene Wohnung, schon mit sechzehn, es war die von seinem Opa, mit einer alten Holzvitrine im Wohnzimmer, Pistole aus dem Krieg und selbstgebrannter Sliwowitz drin, und Klo auf dem Gang. Niko hat dort früher oft übernachtet, bei Dejan konnte man sich ungestört besaufen. Er würde Dejan heute höchstens als alten Bekannten bezeichnen.

»Kann er auch Leute finden?«

»Klar kann er.«

Hundertfünfzig Euro kostet die Adresse.

NURA

Während Niko den Detektiv beauftragt, setzt Nura sich an den Schreibtisch. Sie will schreiben, sich ablenken, klappt nicht. Schwanger von Sascha. Mit dem sie schon mal zusammen war, als sie noch ein Teenager war. Den sie mit seinem besten Freund betrogen hat. Mit dem sie später zehn verdammte Jahre zusammen war. Der ihr jetzt erzählt, dass er in Sascha verliebt ist. In diesen Scheiß-Sascha, der gerade in Addis Abeba versucht, ein neues Kind zu machen oder was auch immer, und offensichtlich bei Grindr Sex mit Männern sucht. Der nicht weiß, dass er der Vater von Nuras Kind ist. Wenn sie das jetzt aufschreiben würde, was würde das werden? Ganz sicher keine Literatur. Es würde eine beschissene Seifenoper werden. Nura massiert sich die Schläfen. Sie hat Kopfschmerzen.

Wann ist alles so eine epochale Scheiße geworden?

FRANCO

Francos Gang hat sich verändert. Er bewegt sich mit Bedacht, als würde er über eine dünne Eisschicht laufen. Er muss über jeden Schritt nachdenken, das erschöpft ihn immer noch. Der Geruch von zwanzig Jahren Anstrengung bis zum Umfallen gibt ihm sofort das Gefühl, zu Hause zu sein, als er das Body Gym betritt.

Alle sind schon da und sind traurig und kämpferisch zuversichtlich. Sie klatschen für ihn, den stärksten Mann Deutschlands, der mit unsicheren Schritten in den Raum humpelt. Die Muskeln im Gesicht machen noch nicht das, was sie sollen, unter anderem deswegen kriegt Franco kein richtiges Lächeln hin. Weil seine Aussprache noch verwaschen ist, redet er auch kaum. Er stellt sich zu den anderen, schaut in die Runde und hört zu.

Ercan ist gefasst. Er hatte viel Zeit zur Vorbereitung. Es ist doch kein Tag der offenen Tür geworden, er hat nur den engen Kreis eingeladen.

Herbert würde sich eher einen Löffel ins Zwerchfell rammen, als vor anderen Gefühle zu zeigen. Als Ercan ein paar Worte gesagt und sich bedankt hat, verschwindet er auf dem Klo.

Steve hat eine kleine Rolle in einem Fernsehfilm bekommen, ein Sozialdrama. Es ist sein erstes Engagement seit fast drei Jahren. Ein Comeback in der Comedy-Szene ist undenkbar. Sein Gesicht würde es unmöglich machen. So wie er sieht kein Comedian aus. In den Furchen auf seiner Stirn und um die Augen herum sieht man den Schmerz über jede aus der Not geborene, billige Pointe aus seinem Mund. Das Entsetzen über die freudlosen Schreie aus dem Publikum, die nicht mal mehr entfernte Ähnlichkeit mit einem Lachen haben. Der jahrelange Missbrauch von Humor hat aus Steve einen Charakterdarsteller gemacht.

Amelia arbeitet fünfzig Stunden die Woche im Schlachthof, um ihre Anwaltskosten bezahlen zu können, aber es sieht so aus, als könnte sie ein dauerhaftes Besuchsrecht für ihre Tochter erstreiten.

»Ist doch was«, sagt Franco. »Stark.«

»Wird auch Zeit, dass es der liebe Gott mal bisschen gut mit mir meint«, sagt Amelia.

Franco dreht sich um und tut etwas Unerhörtes: Er macht ein Fenster auf. Ein bisschen Schlachthof, aber vor allem Gras und Alpenluft. Fast sichtbar zieht der Luftzug durch.

Severin wird nach Berlin ziehen, dort wohnt sein neuer Freund. Seine Einliegerwohnung bei der alleinstehenden Frau Hagen hat er schon leergeräumt. Ein leises Unbehagen macht sich in ihm breit, denn hier ist er zu Hause, und Frau Hagen ist die Oma, die er nie hatte. Wer weiß, wie lange sie noch gesund bleibt.

Aber noch ist niemand irgendwo, noch sind alle hier und trinken ein Bier, erzählen sich die besten Geschichten aus zwanzig Jahren Ercan's Body Gym. Niemand weint, und alle haben ein kleines bisschen Angst vor dem Ende des Tages, aber dann nehmen sie ihren Mut zusammen und gehen raus auf die Straße, einer nach dem anderen, zurückschauen ist nicht.

»Bist du okay?«, fragt Franco, der bis zum Schluss bleibt.

»Klar«, sagt Ercan. »Du?«

»Klar«, sagt Franco.

»Ich geh dann mal«, sagt Ercan. »Wir sehen uns. Mach für mich zu, ich kann das nicht.« Und dann geht auch er, Blick nach vorn, wie sich das gehört.

Bevor Franco endgültig zumacht, bleibt er eine Minute für sich. Er schaut sich die Geräte an.

»Das wars«, sagt er laut in den leeren Raum hinein. »Das wars.« Dann zieht er sein T-Shirt aus, legt sich auf den Boden und streckt alle Gliedmaßen von sich, wie ein Seestern. Er spürt den Teppichboden. Wer hat heutzutage noch einen Teppichboden? Teppichböden sterben aus.

5

Wenn der Winter kommt, verlassen Tausende Magellan-Pinguine Patagonien und machen sich auf den Weg nach Norden. Viele von ihnen sterben auf der Reise. Sie verhungern, verletzen sich oder verenden, weil Öl ihr Gefieder verschmutzt hat.
Ein männlicher Pinguin strandete im Jahr 2011 verölt und verletzt an einer Insel bei Rio de Janeiro. Er wurde gerettet. Seitdem schwimmt er jedes Jahr 8000 Kilometer zur selben Stelle, um seinen Rettern zu danken.

FRANCO

»Du musst was drauflegen, Franco. Gewerbesteuer.«

Wie um zu zeigen, dass er sein Leben im Griff hat, hat Oberländer sein Hemd demonstrativ bis oben zugeknöpft. Der Kragen drückt ihm die Halsadern raus. Die Luft in der Wohnung kann man zur Abwechslung atmen. Bei dem Stichwort »Gewerbesteuer« zieht Franco die rechte Augenbraue nach oben. Aber nicht nur einfach so: erst auf Halbmast, dann kurz wieder runter, am Schluss in einer Wellenbewegung ganz rauf.

Es hat viele Übungsstunden gebraucht, bis er nach der Gehirnblutung wieder in der Lage war, seine Mimik zu steuern. Er hat mit der Physiotherapeutin nicht nur Laufen geübt, sondern auch sein Lächeln vor dem Spiegel trainiert, und mit dem Logopäden Sprechen. Und noch was ist passiert: Franco hat gelernt zu weinen. Über sein Tränentattoo unter dem rechten Auge sind dicke, echte Tränen gekullert, aus Wasser und Salz, als Jamila für ihn gekocht hat an dem Tag, an dem er aus dem Krankenhaus gekommen ist. Es war eine Tajine, und die Tränen kamen sofort. Seitdem weint er jedes Mal, wenn er isst.

Der Arzt hat erklärt: Diese Nervenkrankheit nennt man gustatorisches Weinen oder Krokodilstränenphänomen. Weil die Krokodile auch weinen müssen, wenn sie essen. Der Arzt sagt, das kann genauso spontan verschwinden wie die Lähmungserscheinungen in seinem Gesicht. Für Franco kann aber ruhig alles bleiben, wie es ist. Weinen auf Knopfdruck, das passt gut in seinen neuen Karriereplan.

Als Franco am letzten Dienstag aufgewacht ist und plötzlich wieder Herr seines Gesichtes war, hat er nach zwei Ave Maria und fünf oder sechs Tränen, die nichts mit dem Krokodilstränenphänomen zu tun hatten, alle Schubladen durchwühlt, um die Visitenkarte des Intendanten zu finden. Er hat sie studiert und zwischen den Fingern hin und her gedreht und wieder zurück in die Schublade gelegt und wieder rausgeholt. Und dann hat er angerufen.

Die Stimme des Intendanten hat geklungen, als wäre er bis vor zwei Sekunden noch im Tiefschlaf gewesen und hätte das Handy vor Schreck erst mal runtergeschmissen.

»Ah … aua … Scheißdreck … Hallo?«

»Hallo, hier ist Franco.«

»*Wer* ist da?«

»Franco Cristofaro. Der Gewichtheber aus dem Herkulessaal.«

»Ah, der Ajax! Schön, dass Sie sich melden. Ich bin schon in Beirut. Hören Sie das hinter mir? Kirchenglocken und Rufe des Muezzins zur selben Zeit. Das hier ist ein guter Ort.«

Franco hörte nichts außer dem schweren Intendanten-Schnaufen am anderen Ende der Leitung.

»Ihr Theaterstück, machen Sie das noch?«, hat er gefragt.

»In drei Wochen beginnen die Proben. Ich hab hier sogar ein Gästezimmer. Flug kann ich übernehmen, ein Monat Proben, ein Monat Aufführungen. Gage wird nicht üppig. Betrachten Sie es lieber als Urlaub. Als Chance, auch mal aus diesem Scheiß-München rauszukommen.«

»Klingt gut.«

»Flug müssen Sie selber buchen.«

»Kann ich meine Freundin mitbringen? Sie hat Verwandte in Beirut.«

»Von mir aus. Gibts Ercan's Body Gym noch?«

»Nein. Musste letzten Monat schließen.«

»Alle guten Orte machen zu. So ist das im Scheiß-München. Ich freu mich auf Sie. Bis dann, ich geh jetzt was frühstücken.«

»So schlecht ist München auch wieder nicht«, sagte Franco. Aber da hatte der Intendant schon aufgelegt.

»Gewerbesteuer, so so. Schreibst du mir dann auch eine Rechnung?«

»Gewerbesteuer, Gesundheitssteuer, nenns wie du willst. Das Henninger-Haus zahlt sich nicht von selbst«, sagt Oberländer.

Das Henninger-Haus ist das Pflegeheim, in dem Oberländers Mutter seit Kurzem untergebracht ist. Seit sie nach dem Herzinfarkt zum Pflegefall geworden ist, verkauft Oberländer alles aus dem Artenschutzkatalog und auch sonst alles, was kriechen, tauchen oder fliegen kann, um die Rechnungen zu bezahlen. Er würde auch nach

Feierabend die Weberknechte in seiner Wohnung einsammeln und bei eBay reinstellen, wenn das was bringen würde.

Franco legt noch einen Fünfziger drauf. Oberländer fragt: »Willst kurz reinkommen?«

Es gibt Fanta aus der Tasse, Gläser sind gerade alle dreckig. Ansonsten ist die Wohnung aufgeräumt. Im Zimmer der Mama ist das Bett frisch gemacht.

»Es ist komisch, weißt. Ich hab noch nie allein gewohnt«, sagt Oberländer. »Bissl fad.«

»Was ist eigentlich mit den Frauen?«, fragt Franco.

Oberländer sinkt in sich zusammen, als hätte man ihm die Luft rausgelassen.

»Soll das ein Witz sein?«, fragt er unbeabsichtigt brüchig. »Gar keine Zeit für so was.«

Franco spürt den Drang, Oberländer die Hand auf die Schulter zu legen, wie er da mit schlechter Haltung auf seinem Stuhl sitzt und den Kopf hängen lässt wie eine zu lange nicht gegossene Pfingstrose, auf den Boden schaut und am Verschluss seiner Sandale herumnestelt, während er was von *Weiber* und *nichts als Stress* murmelt.

»Ich hab eine Idee«, sagt Franco. »Ich wüsste da jemanden, der dir vielleicht helfen könnte.«

Er ignoriert Oberländers »Ich brauch doch keine Hilfe« und schreibt Agentur Friedrichs auf einen Zettel und Nuras Handynummer.

»Kannst du mal googeln«, sagt er. »Jetzt aber zum Geschäftlichen.«

Das Geschäftliche. Jemand lässt wieder Luft rein in den Oberländerkörper. Wieder zurück in seinem Element präsentiert er mit gewohnt großer Geste, Zirkusdirektorpose, Tischtuch lüften, den Käfig mit den Schwalben.

»Die sind ein Pärchen«, sagt Oberländer, »die haben sich lieb«.

NURA

Er ist ein hübscher Junge, viel jünger als sie, gerade mal zwanzig. Sie haben erst vor zwei Stunden bei Tinder gematched. Er sagt, das Beste an älteren Frauen wäre, dass sie wissen, was sie wollen. Dass sie nichts trinkt, finde er gut, sagt er, er trinke viel zu viel. Nura hört nicht wirklich zu. Nach einer Stunde Studium seines harmlosen Gesichts ist Nura halbwegs überzeugt, dass sie nichts zu befürchten hat und fragt:

»Willst du mit zu mir kommen?«

Er will. Als sie vom Bezahlen zurückkommt, sieht Nura, wie er grinsend etwas in sein Smartphone tippt.

Bis zu Nuras Wohnung sind es zwanzig Minuten zu Fuß. Mit jeder Minute wird der Junge schüchterner und wortkarger. Nura schweift gedanklich ab.

In der Wohnung steht der Junge nur noch da.

»Du darfst mich ruhig anfassen«, sagt Nura. Sie zieht sich ihr Kleid aus, über die Wölbung ihres Bauchs. Sie ist im vierten Monat.

»Bist du schwanger?«, fragt der Junge mit einer Miene, als wäre er gerade der Jungfrau Maria begegnet. Er scheint es wirklich erst jetzt zu merken. Nura dachte, das wäre doch eigentlich nicht mehr zu übersehen.

»Ja, bin ich«, sagt sie und kann sich ein Lachen nicht

verkneifen. »Kaschiert das Kleid das echt so gut oder was?«

Er schläft mit ihr, als wäre sie aus Porzellan.

Danach streichelt er ihren Bauch. Ganz unangenehm ist das. Sie nimmt seine Hand weg.

»Ich muss noch was erledigen«, sagt sie, als es so aussieht, als würde er noch bleiben wollen.

»Danke für den Abend«, sagt Nura, als er sich angezogen hat.

»Danke auch. Und sorry«, sagt der Junge.

»Wofür denn?«, fragt Nura.

»Weiß auch nicht«, sagt der Junge. »Ciao.«

Seit zwei Monaten hat Nura keinen Kontakt mehr zu Sascha. Die Nachricht, die sie nie abgeschickt hat, ist in etlichen Versionen im Entwürfe-Ordner.

Sie geht duschen. Den Wasserstrahl stellt sie eiskalt. Die Hände und die Füße, die seit Tagen immer heiß sind, werden kühler, und auch das Baby fühlt die Kälte, und dann spürt Nura von innen einen Tritt. »Es tritt!«, ruft sie. »Es tritt!« Aber niemand kommt ins Bad gerannt und freut sich. Nura dreht das Wasser ab und hört jeden Tropfen auf dem Wannenboden aufkommen, und dann wird es doch zu viel.

»Mama, ich schaff das nicht allein«, sagt sie am Telefon.

»Sie sind verbunden mit der Mailbox von 0176–77 …«, lautet die Antwort.

Das Display ist im Nachtmodus. Nuras Augen sind müde und trocken. Sie schreibt eine SMS an Sascha. Nur zwei Wörter. Sie drückt auf *Senden.* Kurz fühlt sie sich haltlos danach, weil es bei SMS keine Haken gibt wie bei WhatsApp, die *angekommen* anzeigen oder *gelesen*, wenn sie blau werden. So bleibt dieses Flaschenpostgefühl.

Nachricht gesendet, meldet das Smartphone pflichtschuldig.

Flasche in Ozean geworfen.

Es tritt.

FRANCO

Mit der gleichen Sorgfalt, mit der Franco sich auf seine Strongman-Wettbewerbe vorbereitet hat, bereitet er sich jetzt auf seinen Schauspieleinsatz in Beirut vor. Jeden Morgen eine fünfzehnminütige Einheit Mimik. Augenbrauen einzeln ansteuern, Zähne fletschen, mit den Nasenflügeln wackeln. Weinen. Einfach so kriegt Franco das nicht hin. Aber dank dem Krokodilstränenphänomen reicht schon eine Handvoll Nüsse oder ein Kaugummi. Damit man das Kauen nicht bemerkt, hat Franco das Kiefermahlen zum Bestandteil seiner Wein-Choreografie gemacht. Das Zucken der Kauleiste als letztes Aufbäumen gegen die Tränen. Hollywoodstoff.

Dann ein Kaffee in der paradiesischen Küche. Fast ein Botanischer Garten ist sie geworden, mit Pflanzen und Blumen in jeder Ecke, um die sich Jamila mit einer Hingabe kümmert, als wäre die Küche eine Arche Noah für Pflanzen. Im Käfig auf der Spülmaschine zwitschert das Schwalbenpärchen, das Franco für seinen sechsundvierzigsten Geburtstag gekauft hat. Er will sie zusammen mit seinen Lieben freilassen, mit allen, die er hat.

Jamila schläft zurzeit lang. Manchmal steht sie erst um zwei Uhr auf. Die Tage, an denen sie sich zu ihm setzt, bevor Franco in die Gärtnerei fährt, sind selten und schön. Verschlafen gibt sie ihm einen Kuss auf die noch leicht taube linke Backe.

»Den Blumen geht's prächtig«, sagt sie.

»Und wie geht's dir?«, fragt Franco.

»Immer gut, weißt du doch.«

»Du kannst mit mir reden«, sagt Franco. »Weißt du das?«

»Weiß ich«, sagt Jamila. »Ich hab eine Frage.«

»Jede«, sagt Franco.

»Kannst du schon mit den Brustwarzen lächeln? Hab gehört, so was müssen Schauspieler können.«

»Ich spiel einen Krieger, die lächeln nicht«, sagt Franco.

»Ich glaub, ich schaff das nicht«, sagt Jamila.

»Mit den Brustwarzen lächeln?«, fragt Franco.

»Mitfliegen«, sagt Jamila. »Nach Beirut.«

»Warum das?«, fragt Franco.

»Angst«, sagt Jamila. »Flugangst.«

»Mit dem Auto zum Flughafen fahren ist das Gefährlichste am Fliegen«, sagt Franco.

»Weiß ich«, sagt Jamila, »weiß jeder. Hilft aber nichts. So ist das mit der Angst.«

Auf dem Weg zur Arbeit überlegt Franco, ob er Jamila noch mal anrufen soll. Es ist kein gutes Zeichen, wenn sie sich zu gut um die Blumen kümmert. Aber er will auch nicht wie ihr Aufpasser wirken und beschließt, ein bisschen früher zurück nach Hause zu kommen und Abendessen mitzubringen, vielleicht ergibt sich ein Gespräch.

In der Gärtnerei ist wenig los. Ein langes und lautes Ächzen reißt Franco aus den Gedanken, als er sich in einem unbeobachteten Moment auf dem Klo vor dem Waschbecken kurz das T-Shirt auszieht und auf seinen Brustwarzen nach Anzeichen eines Lächelns sucht.

Nachdem er jahrelang nicht oder wenn überhaupt geräuschlos gealtert ist, ächzt Herr Junghans seit ein paar Wochen jedes Mal lautstark, wenn er sich bückt, und er muss sich oft bücken.

»Geht's?«, fragt Franco. »Soll ich helfen?«

»Ageschmarrngehtscho«, ächzt Herr Junghans und wuchtet einen Sack Blumenerde in ein Regal. »Kommen Sie mal mit in mein Büro, Franco, ich hätte da eine kleine Angelegenheit zu besprechen.«

Die Angelegenheit ist die Bekräftigung des Angebots, dass Franco die Gärtnerei übernehmen kann. Im Laufe des Gesprächs erfährt Franco mehr über Herrn Junghans als in den vergangenen vier Jahren. Er ist fünfundsiebzig, Franco hat ihn höchstens für fünfundsechzig gehalten. Er arbeitet, seit er fünfzehn ist, also seit sechzig Jahren. In diesen sechzig Jahren war er viermal im Urlaub, einmal in Kroatien und dreimal auf Mallorca. Seiner Frau hat es auf Mallorca so gut gefallen, dass sie seit sieben Jahren dort wohnt, in einem Bungalow in einer Bucht namens Canyamel. Seit drei Jahren lernt Herr Junghans an der Volkshochschule Spanisch. Esel heißt *burro*, so nennt ihn seine Frau, weil er immer noch arbeitet.

»Fünf oder zehn gute Jahre habe ich noch, Franco. Für mich wird's Zeit. Sie müssen nicht alles lassen, wie es ist. Sie können aus dem Betrieb machen, was Sie wollen.«

»*Flora und Fauna Junghans* könnte ich mir vorstellen«, sagt Franco, der wittert, dass genau hier sein Leben endlich ein sinnvolles Ganzes ergeben könnte. »Pflanzen und Tiere.« Gar nicht schlecht, denkt Franco, Oberländer gleich anstellen, nur noch legale Tiere. Gar nicht schlecht.

»Warum nicht«, sagt Herr Junghans. »Also. Beerben Sie mich?«

Franco zögert, weil er fürchtet, dass er es wieder nicht hinkriegt, anständig Danke zu sagen. Herr Junghans kennt seine Geschichte, und trotzdem hat er nie aufgehört, ihn zu siezen. Franco weiß, dass er das nicht verdient hat.

»Kommen Sie, seien Sie kein *burro*«, sagt Herr Junghans. »Lassen Sie mich nicht betteln.«

»Hören Sie«, sagt Franco. Bevor er weiterreden kann, klingelt das Telefon. Unbekannte Nummer. Löst bei Franco instinktiv einen Alarmzustand aus. Unbekannte Nummern haben noch nie was Gutes gebracht.

»Herr Cristofaro?«

»Ja?«

»Dienst hier. Die Therapeutin von Frau Maher.«

»Ja?«

»Frau Maher hat mich angerufen und mir gesagt, dass sie eine ganze Packung Zopiclon genommen hat. Ich habe sofort den Notarzt verständigt. Die Adresse der Notaufnahme schicke ich Ihnen per SMS.«

Für einen kleinen Moment hat ihr Herz aufgehört zu schlagen, hat der Arzt erklärt, aber jetzt ist sie wieder stabil. Franco sitzt neben ihr am Bett und wartet darauf, dass sie aufwacht.

Sein Oberschenkel zuckt auf und ab wie ein Presslufthammer vor Nervosität. Als sie die Augen öffnet, kommen ihm die Tränen.

»Es war ein Unfall«, sagt sie zuallererst.

»Hast mir Angst gemacht«, sagt Franco. »Es gibt noch so viele Filme, die ich nicht gesehen hab. Alle Star-Wars-Filme, ich hatte Angst, dass ich mir die alle allein anschauen muss.«

»Das würde ich nie zulassen. Ich wollte nur mal wieder richtig ausschlafen.«

Jamila ist immer noch sehr müde und dämmert wieder weg. Franco bleibt. Als sie wieder aufwacht, diesmal länger, ist es kurz nach Mitternacht.

»Welchen Tag haben wir?«, fragt sie.

»Dienstag«, sagt Franco.

»Alles Gute zum Geburtstag«, sagt Jamila.

»Danke«, sagt Franco.

»Tut mir leid, ich wollte dir einen Kuchen backen, das hab ich verschlafen.«

»Immerhin bist du die Erste, die gratuliert«, sagt Franco.

Bevor Jamila am Morgen darauf ins Rehazentrum fährt, darf sie noch mit Franco mit Kaffee und Kuchen Geburtstag feiern. Frau Dienst hat dem behandelnden Arzt versprochen, sie nicht aus den Augen zu lassen und draußen vor der Tür Franco diese Aufgabe übertragen.

Beide rühren den Kuchen aus der Bäckerei kaum an.

»Das mit Beirut war nicht die beste Idee von mir, oder?«, fragt Franco.

»Konntest du nicht wissen«, sagt Jamila. »Ich hab ja nie was erzählt.«

»Mit dem Erzählen hatte ichs ja auch nicht so bisher«, sagt Franco.

»Meine Eltern sind geschieden. Bin mit meiner Schwester bei meinem Vater aufgewachsen. Er hat jeden Tag in der Konditorei gearbeitet und uns eine gute Schule bezahlt. Ich kann Englisch und Französisch perfekt. Hocharabisch auch. Libanesisch sowieso. Wenn ich heimgekommen bin, stand immer Kuchen im Kühlschrank. In der Küche hat's nach Nescafé gerochen und nach Zigaretten. Ich hab mir das Zimmer mit meiner Schwester geteilt, bis ich zwanzig war. Irgendwann hab ich einen süßen Jungen getroffen. Er hat ein Stundenhotel gemietet, dass wir überhaupt mal allein sein können. Nach drei Monaten haben wir geheiratet und sind weggezogen. So jung, so schnell alles, so dumm. In Berlin kannten wir Leute. Es war dann ein paar Monate gut, bis er angefangen hat mit den Videos. Er meinte, mit Pornos können wir reich werden. Die Clips haben Millionen Klicks. Nur hab ich leider nie Geld gesehen. Hat alles er eingesteckt. Daheim im Libanon kennen jetzt alle das *lebanese girl*. Und mein Vater will mich nie wieder sehen. Die Nachbarn reden nicht mehr mit ihm.«

Jamila schaut mit ihren grünen Augen auf ihr Stück Kuchen und sagt: »Der schmeckt scheiße. Ich will endlich mal wieder ein Stück Kuchen von meinem Vater essen.«

NURA

Wenn sie noch mal in die Lage kommen sollte, einem Mann per SMS mitzuteilen, dass er der Vater ihres Kindes ist, dann wird Nura eine weniger kryptische Nachricht wählen. *Es tritt* ist keine empfehlenswerte Formulierung.

»Es tritt.«

»Was tritt?«

»Das Baby.«

»Welches Baby?«

»Du wirst Vater.«

»Wie? Wo?«

»Hier. Hier wirst du Vater. Ich bin schwanger von dir.«

»Wovon redest du?«

»Kann ich dich kurz anrufen?«

»Kannst du versuchen, aber das Netz ist sehr schlecht.«

Tipp tipp, wähl wähl.

»Sascha?«

Knarz Krach.

»… ra?«

»Hörst du mich?«

»N…a?«

»Ich weiß es schon seit zwei Monaten. Tut mir leid, dass ich dich jetzt erst anrufe.«

Krrk.

»D… is… nger? K…n dich …on krrk anrufen, in zwei St…den.«

»Okay, klar, ruf mich dann an.«

Nura zieht sich einen warmen Hoodie an und geht vor die Tür. Sie wirft am Zigarettenautomaten an der Ecke ein paar Münzen ein. Der Automat klickt vorwurfsvoll.

»Ja ja, ich weiß«, sagt Nura.

Das Display sagt streng: »Negativer Schwangerschaftstest erforderlich.«

»Wie bitte?«, sagt Nura.

»Altersnachweis erforderlich«, wiederholt das Display. »EC-Karte mit Chip einstecken.«

Nura leistet widerwillig Folge.

»Geburtsvorgang eingeleitet«, sagt das Display. Es rattert und quietscht, presst und flucht und dann erblickt eine Schachtel Marlboro Reds das Licht der Welt.

»Hier nicht rauchen«, sagt Pedja, Wirt der Kneipe Bei Pedja.

»Hatte ich auch nicht vor«, sagt Nura und behält die nicht angezündete Zigarette im Mund.

»Mit oder ohne Folsäure?«, fragt Pedja.

»Was?«, fragt Nura.

»Das Wasser«, sagt Pedja. »Mit oder ohne Kohlensäure?«

»Mit«, sagt Nura. Pedja klemmt eine Soda-Club-Flasche unter eine Düse und sprudelt.

»Geben Sie mir gleich die Flasche«, sagt Nura. Pedja stellt sie auf den Tresen, und Nura sieht unten am Flaschenboden den verblichenen Hinweis: *Nicht mehr verwenden nach 09/2009.*

Sechsundzwanzig war sie da. Fünf Jahre mit Niko zusammen. Noch nicht ganz fertig mit ihrem Master. Sich in den meisten Sachen wesentlich sicherer als jetzt.

Als sie die Flasche geleert hat, legt sie einen glatten Fünfer auf den Tresen und spaziert ohne Ziel durch die Gegend, bis sie zu einer modernen Kirche kommt, die ihr davor noch nie aufgefallen ist. Die Tür ist zu, aber von innen kommt ein gleichbleibender Orgelton. Nura setzt sich auf eine Bank und wartet, dass der Ton sich ändert oder aufhört, aber er bleibt immer gleich. Die Orgel orgelt, und Nura macht die Augen zu und schließt die Hände zum Gebet, weshalb das ordinäre Handyklingeln zur himmlischen Antwort wird.

Bevor sie etwas sagen kann, sagt Sascha:

»Wusstest du es schon, bevor ich geflogen bin?«

»Ja, wusste ich.«

»Warum zum Teufel hast du nichts gesagt?«

»Ich sag es dir jetzt. Früher ging es nicht.«

»Warum?«

»Weil erst wenn man es ausspricht, dann ist es auch echt.«

Vier Tage später parkt Nura ihren Polo auf Parkdeck zwei und geht dann zur Ankunftshalle. Ein Mitarbeiter hält ihr die Tür auf und wünscht ihr alles Gute für die

Schwangerschaft. Der Flug aus Addis Abeba hat vierzig Minuten Verspätung. In der Wartezeit versucht Nura, sich wenigstens ein paar Sätze zurechtzulegen, erfolglos. Sascha kommt als einer der Ersten durch die Milchglastür. Zaghaft kommt er auf sie zu, und sie kann nichts anderes anschauen als die Aufschrift *no return* an der Tür, die sich immer wieder auf- und zuschiebt.

Zaghaft umarmen sie sich.

»Danke, dass du es mir gesagt hast«, sagt er.

»Danke, dass du da bist«, sagt sie.

Als sie zum Polo gehen, sagt Sascha: »Irgendwie kriegen wir das schon hin.«

Nura wirft Münzen in den Automaten, um das Parkticket zu bezahlen. Die Schranke geht auf, Nura kurbelt das Fenster runter, die warme Autobahnluft zieht rein.

»Ja, irgendwie kriegen wir das hin.«

NIKO

Hundertfünfzig Euro für die Adresse. Sechs Wochen lang hört Niko nichts. Als er schon das Gefühl hat, dass er verarscht worden ist, hat er sie plötzlich in seinem Mail-Postfach.

Hinter dem Puff in der Hansastraße war früher mal ein Gokart-Palast. Niko hat dort seinen vierzehnten Geburtstag gefeiert. Emre aus der Klasse hat sich ein Schleudertrauma geholt, weil er beim Versuch, nicht Letzter zu werden, ungebremst in die Bande gerast ist. In der Halle hat es nach verbrannten Autoreifen gestunken und beim Abholen auch nach dem schweren Parfüm von der Mutter von Benedikt Huber aus der Westendstraße. Niko schaut auf das Casino, das früher mal die Kartbahn war und hört sie noch sagen: »Ich hab den Pfarrer Koffi gesehen, wie er aus dem Puff rausgekommen ist.« Von dem Gerücht hat sich Pfarrer Koffi nie erholt. Seit es in der Welt war, wurde die Kritik an seiner Person und an seiner *unseriösen afrikanischen Art*, Gottesdienste zu feiern, immer lauter. Zu viel Geklatsche und Gesinge. Zu wenig Knien. Zu wenig Buße tun. *Damit hat er es nicht so*. Die schlimmste Provokation war, dass er den Gemeindemitgliedern zur Verabschiedung nach den Gottesdiensten immer den Rat gegeben hat, »es ordentlich krachen zu lassen«. Die schon von Haus aus verkniffenen Mienen schrumpften noch mehr zusammen. Als Pfarrer Koffi schließlich kapituliert hat und zurück nach Nigeria gegangen ist, um zu retten, was von seiner Lebensfreude noch übrig war, hat die Kirche ewig keinen Nachfolger gefunden und war schließlich gezwungen, mehrere Pfarreien zusammenzulegen und die Gottesdienste immer abwechselnd in verschiedenen Kirchen zu feiern. Nun wurde alle vierzehn Tage viel gekniet und wenig gesungen. Die Ordnung war wiederhergestellt.

Sascha wohnt direkt gegenüber vom Puff im zweiten Stock. Keine zwei Kilometer entfernt von Nikos Elternhaus. Eine Stadt wie ein Dorf und doch groß genug, um ein Erwachsenenleben lang aneinander vorbeizulaufen.

Als er die Adresse erreicht, steht er etwas ratlos auf der Straße. Er weiß selbst nicht, was er eigentlich erwartet. Er weiß nur, dass es absolut unausweichlich ist, Sascha noch mal zu treffen.

Als er klingeln will, sieht er ihn plötzlich am Fenster stehen. Sascha schaut zurück. Hebt die Hand. Macht eine fragende, alles andere als einladende Geste. Niko ruft nach oben:

»Kann ich kurz reinkommen?«

Sascha macht das Fenster auf.

»Was?«

»Darf ich ganz kurz reinkommen?«

»Nein.«

Fenster wieder zu.

Fenster wieder auf.

»Was soll das? Wieso tauchst du einfach hier auf? Verpiss dich endlich.«

Fenster wieder zu.

Niko hofft noch etwa zehn Minuten erfolglos, dass Sascha es sich anders überlegt, und geht dann. Auf dem Heimweg erinnert er sich daran, dass es mal genau andersherum war.

Es muss achtzehn Jahre her sein. Vielleicht ein halbes Jahr nach der Nura-Katastrophe. Niko weiß es noch, als wäre es gestern gewesen. Plötzlich steht Sascha im Vorgarten, als Niko heimkommt. Sein Gesicht hat was, das Niko noch nie gesehen hat bei ihm, etwas Hartes. »Was machst du denn hier?«, hat er gefragt.

»Ich will mit dir reden«, hat Sascha gesagt, und Nikos Knie sind weich geworden. »Weiß nicht«, hat er gestammelt und versucht, sich an Sascha vorbei zur Tür zu drücken, vorbei am *Du redest jetzt mit mir.* »Kein Bock, geh weg«, hat er gesagt und ihn geschubst. Sascha hat zurückgeschubst und ihn zu Boden gerungen. Sie haben sich im Vorgarten einmal quer durch das Krokusbeet gewälzt. Als Sascha ihn im Schwitzkasten hatte, hat Niko gejapst: »Na gut, von mir aus, reden wir, Arschloch.« Also sind sie rüber in den Park zum Reden, aber sie haben nicht wirklich geredet, sich stattdessen noch mal ordentlich angeschrien, und dann wars das für achtzehn Jahre.

Zwei Tage hintereinander wartet Niko vergeblich auf seine Revanche, die Chance, Sascha am Reingehen zu hindern und wenn nötig im Schwitzkasten auf den Grünstreifen zu drücken. Erst am dritten Tag, kurz bevor Niko aufgeben und seinen Posten verlassen will, betritt er den Durchgang zum Haus.

»Was ist mit dir, bist du irre? Ich ruf die Polizei.«

»Nein, du redest jetzt mit dir.«

»Verpiss dich, du Creep«, sagt Sascha und tatsächlich, er drückt sich an Niko vorbei.

Da setzt Niko den verbalen Schwitzkasten an.

»Und ich dachte immer, *ich* bin der Feigling von uns beiden.«

Sascha windet sich, während er mit dem Schlüssel in der Haustür herumstochert, aber dann geht ihm die Luft aus.

»Von mir aus, Arschloch. Dann reden wir halt. Aber ich muss dir erst noch was sagen«, sagt er, aber das erübrigt sich schon im nächsten Moment, als Nura um die Ecke biegt.

»Endlich hab ich einen Scheißparkplatz«, sagt sie, sieht dann Niko und sagt: »Was zum Teufel.«

»Ach, scheiße«, sagt Sascha.

»Leck mich doch am Arsch«, sagt Niko.

FRANCO

Das Rehazentrum ist schön, es könnte auch ein Hotel sein. Die Wände sind mit Holz verkleidet, die Zimmer haben private Balkone. Jamila schläft, als Franco das Zimmer betritt.

»Hey«, sagt er.

»Hey«, sagt sie.

Sie setzt sich auf, schlüpft in die Krankenhaus-Pantoffeln und geht auf den Balkon, um eine zu rauchen. Es regnet. Nebel steht über der Wiese bis zu den Bergen. Alles ist hier hübsch und gut gepflegt, auf dem Plastiktisch auf Jamilas Balkon stehen Primeln. Sie raucht gleich noch eine. »Ist nicht gegen den Hunger«, sagt sie, »ich hatte schon Mittagessen«. Ihre Haare sind wieder länger geworden. Sie kräuseln sich in der feuchten Luft.

»Ich hab schon im Stationszimmer gefragt. Ist okay, wenn ich dich mitnehme bis heute Abend«, sagt Franco. »Nur wenn du willst.«

»Ich muss mich aber noch bisschen hübsch machen«, sagt Jamila. »Meine Haare sind schon wieder viel zu lang. Haben wir noch ein bisschen Zeit? Dann musst du nämlich noch mal ran, *barbiere*.«

»Ich weiß nicht, ob ich damit arbeiten kann«, sagt Franco angesichts der Nagelschere, die er aus dem Stationszimmer organisiert hat.

»Für heute reicht Spitzen schneiden, das geht schon«, sagt Jamila. Die Nasszelle im Zimmer ist zu klein, um sich hinzusetzen, also schneiden sie die Haare im Stehen.

»Gut so?«, fragt Franco.

»Ist es auch hinten gerade?«, fragt Jamila.

»Ja«, sagt Franco, »nein« sagt der schiefe Haaransatz, »sei still«, sagt Franco, »du bist modern, das steht ihr«.

»Bist in Gedanken, hm?«, fragt Jamila. Sie hat Francos Blick im Spiegel aufgefangen.

»Ach, nicht wirklich«, sagt Franco. »Es ist nur«, er bricht ab, ich hab dich vermisst, denkt er, es ist nur, ich hab dich wahnsinnig vermisst, »ich überlege, wie wir gleich am besten fahren«, sagt er.

Auf der Rückbank steht der Schwalbenkäfig, Franco hat ihn mit dem Sicherheitsgurt festgemacht. Die Vögel hüpfen aufgebracht auf der Stange und flattern schnell mit ihren Flügeln.

»Die sind so schön, können wir die nicht behalten?«, fragt Jamila.

»Nein, für die ist das Leben in der Wohnung nichts«, sagt Franco. »Die wollen raus.«

Er hält an einem kleinen Parkplatz am Rand eines Forstwegs und holt die Picknicksachen aus dem Kofferraum.

»Die anderen sollten gleich kommen«, sagt er zu Jamila. Aber es kommt niemand. Franco wird nervös und kontrolliert ein paarmal den Standort, den er über Google Maps verschickt hat, doch, stimmt schon hier.

Die Minuten dehnen sich. Franco ist angespannt, aber anders als vor einem Wettkampf. Für das Ziel *Bester Vater Deutschlands* ist es ja nun wirklich zu spät. Mit viel Anstrengung kann er es vielleicht noch zum passablen Vater im Amateurbereich bringen, aber auch das ist nicht sicher. Er versucht, über diesen Gedanken wenigstens zu lächeln, aber es gelingt ihm nicht. Weil Franco Optimist ist, geht er davon aus, dass er noch ziemlich genau die Hälfte seines Lebens vor sich hat. Das Motto der zweiten Hälfte ist Schadensbegrenzung.

Endlich taucht ein Auto am Ende des Wegs auf. Der Idiot mit seinem Idioten-BMW fährt sie her. Als sie aussteigen, fragt der Idiot: »Soll ich dableiben?«

»Nein, ist okay«, sagt Antonella, »hol uns einfach in zwei Stunden wieder hier ab. Danke fürs Fahren«.

Sie gibt ihm einen Kuss. Der Idiot hat seine dumme Polizistenknarre sichtbar an den Gürtel gehängt, obwohl er nicht im Dienst ist. Er hebt Gianna vom Rücksitz und streichelt ihr über den Kopf.

»Komm, raus mit dir«, sagt er. »Viel Spaß.« Zu Antonella: »Du bist dir sicher?«

»Bis später«, sagt Antonella.

Verpiss dich endlich, sagt Francos Lächeln. Als der Idiot weg ist, breitet Franco die Picknickdecke aus. Er hat belegte Brote dabei, Saft und Gummibärchen. Ganz am Schluss holt er den Schwalbenkäfig. Gianna ist begeistert. Als sie mit der stillen Hingabe einer Nachwuchs-Ornithologin die Vögel aus der Nähe betrachtet und sonst nichts mehr mitbekommt, sagt Antonella: »Jörg hat ein Haus an der Nordsee gekauft.«

Die Nordsee, denkt Franco. Meine Tochter braucht das Licht von Kalabrien. Wir sind keine Leute für den Norden.

»Ich habe mich in Lüneburg an der Uni eingeschrieben. Für Literaturwissenschaft. Im Oktober geht es los.«

»Machst du die Bäckerei hier zu?«

»Ich habe schon geschlossen.«

»Kann ich Gianna dann noch manchmal sehen?«, fragt Franco.

»Wir finden eine Lösung«, sagt Antonella.

Die Picknickzeit verstreicht, zwei Stunden sind wenig Zeit. Franco schaut auf die Uhr. Er will es unbedingt sagen, das war alles, was er sich für heute vorgenommen hat.

»Ich hab das nie gesagt, glaub ich«, sagt er. »Wie leid es mir tut.«

»Was tut ihm leid?«, fragt Gianna.

»Dein Vater hat mich schlecht behandelt«, sagt Antonella, »sehr schlecht«.

»Was hat er gemacht?«, fragt Gianna.

Wie sagt man so was? Am besten einfach so, wie es war.

»Ich war wütend, auf mich und mein Leben«, sagt Franco, »und deswegen hab ich deine Mama geschlagen. Und dafür schäme ich mich furchtbar. Ich muss mich auch bei dir entschuldigen. Dass ich nie dein Papa war«.

»Jörg ist mein Papa«, sagt Gianna.

Kurz bevor die Zeit um ist, öffnet Franco den Käfig. Die Schwalben hopsen zaghaft auf und ab, überfordert von der Aussicht auf Freiheit.

»Kann ich die nicht behalten?«, fragt Gianna.

»Das sind Zugvögel«, sagt Franco, »die muss man fliegen lassen«.

Die Mutigere der beiden sitzt auf dem Rand der Käfigtür und hebt ab. Die andere folgt ihr. Alle schauen sie den Schwalben hinterher. Franco schaut heimlich zu Jamila, zu Antonella, zu seiner Tochter. In der zweiten Hälfte muss es besser werden.

Der Idioten-BMW wirbelt Staub auf, als der Idiot wegfährt. Franco winkt dem Auto hinterher, winkt, bis es um die Ecke ist, und danach noch weiter. Er ist selbst ein Idiot, wie er da dem leeren Forstweg zuwinkt.

Als er Jamila eine halbe Stunde nach der vereinbarten Zeit wieder zurück ins Rehazentrum bringt, sagt er zum Abschied:

»Komm bald wieder nach Hause.«

»Ich geb mein Bestes«, sagt Jamila.

»Ich auch«, sagt Franco.

»Mehr können wir nicht machen«, sagt Jamila.

Die wütende Oberschwester zeigt auf ihre Armbanduhr. So geht das aber nicht, sowieso eine Ausnahme, und dann eine halbe Stunde zu spät, ich verlier noch meinen Job, schimpft sie und schiebt Jamila über die Schwelle.

Franco winkt schon wieder.

Und erst, als Jamila weg ist, sagt er:

»Ich liebe dich.«

NIKO

Achtzehn Jahre später, und sie sitzen wieder zu dritt auf der Parkbank. Sie kennen diesen Park. Zu allen Jahreszeiten und bei jedem Wetter. Er kennt auch sie. Wild, ruhig, traurig, sehnsüchtig und verzweifelt, orientierungslos und genau am richtigen Platz, immer auf derselben Bank.

Wie würde das aussehen, wenn man ein Foto von damals neben ein Foto von heute legen würde? Die ganze Situation ist so aufgeladen, so geschichtsträchtig auf eine Art, dass man vermuten könnte, gleich platzt der erste Kopf beim Versuch, zu begreifen, was das alles bedeutet. Aber das Gegenteil ist der Fall. Niko ist so ruhig wie vielleicht noch nie in seinem Leben. Er nimmt die beiden anderen kaum wahr, aber trotzdem hat ihre Anwesenheit entscheidend damit zu tun, dass er sich fühlt, wie er sich fühlt. Weil sie ihn kennen, und weil er sie kennt. Das merkt er im Kopf. Da rasen keine Neuronen mehr durch das Groß- und Kleinhirn in irgendeinen Kortex, oder wie man sich das halt vorstellt, sondern da formt sich ein einziges, raumgreifendes, synapsenberuhigendes: *Okay*.

Er muss an dieses Sprichwort denken: Jeder ist seines eigenen Glückes Schmied. Was für ein offensichtlicher Blödsinn. Jeder ist seines eigenen gar nichts. Man hat nicht den geringsten Einfluss auf den Verlauf seines Lebens.

»Woher wusstest du, wo ich wohne?«, fragt Sascha.

»Hab einen Detektiv beauftragt«, sagt Niko.

»Echt jetzt?«

»Ja, kommt mir selbst gruselig vor.«

»Hm.«

»Tut mir leid, das alles.«

»Ist okay.«

»Kann sein, dass ich bald heirate. Einen Iraner.«

»Wow. Das sind ja Neuigkeiten«, sagt Sascha. »Woher kennt ihr euch?«

»Übers Internet.«

»Grindr?«

»Nein, über eine Schach-App.«

»Es wird ein Junge«, sagt Nura.

»Echt jetzt?«, fragt Sascha.

»Ja«, sagt Nura.

»Gott sei Dank«, sagt Sascha.

»Wie bitte?«, sagt Nura.

»Was denn, man wird sich wohl noch freuen dürfen über einen Stammhalter.« Nura schüttelt den Kopf. Sascha grinst.

»Ich glaub, ich lass euch jetzt mal allein«, sagt Niko.

»Wollen wir vielleicht irgendwas machen, uns zu dritt bei den Händen nehmen oder so was?«, fragt Nura.

»Nein, muss nicht sein«, sagt Niko.

»Wegen mir auch nicht unbedingt«, sagt Sascha.

»Aber eins muss ich schon sagen«, sagt Niko. Kurz horcht er in sich rein, ob er vielleicht versteckte Mutreserven mobilisieren muss, aber nein, kein Bedarf, es fällt ihm kein bisschen schwer.

»Ihr bedeutet mir einen Haufen.«

Nura fängt an zu lachen. Sascha auch. Sie kriegen sich gar nicht mehr ein.

»Was denn?«, fragt Niko.

»Einen Haufen«, sagt Nura.

»Wunderschön ausgedrückt«, sagt Sascha.

»Ihr wisst doch, was ich meine«, sagt Niko.

Als er aufsteht und geht, weiß er, dass die Dinge nie wieder wirklich einfach sein werden. Aber es gab Zeiten, da wäre diese Gewissheit wesentlich beschissener gewesen.